Seelische Beschwerden

körperliche Ursachen

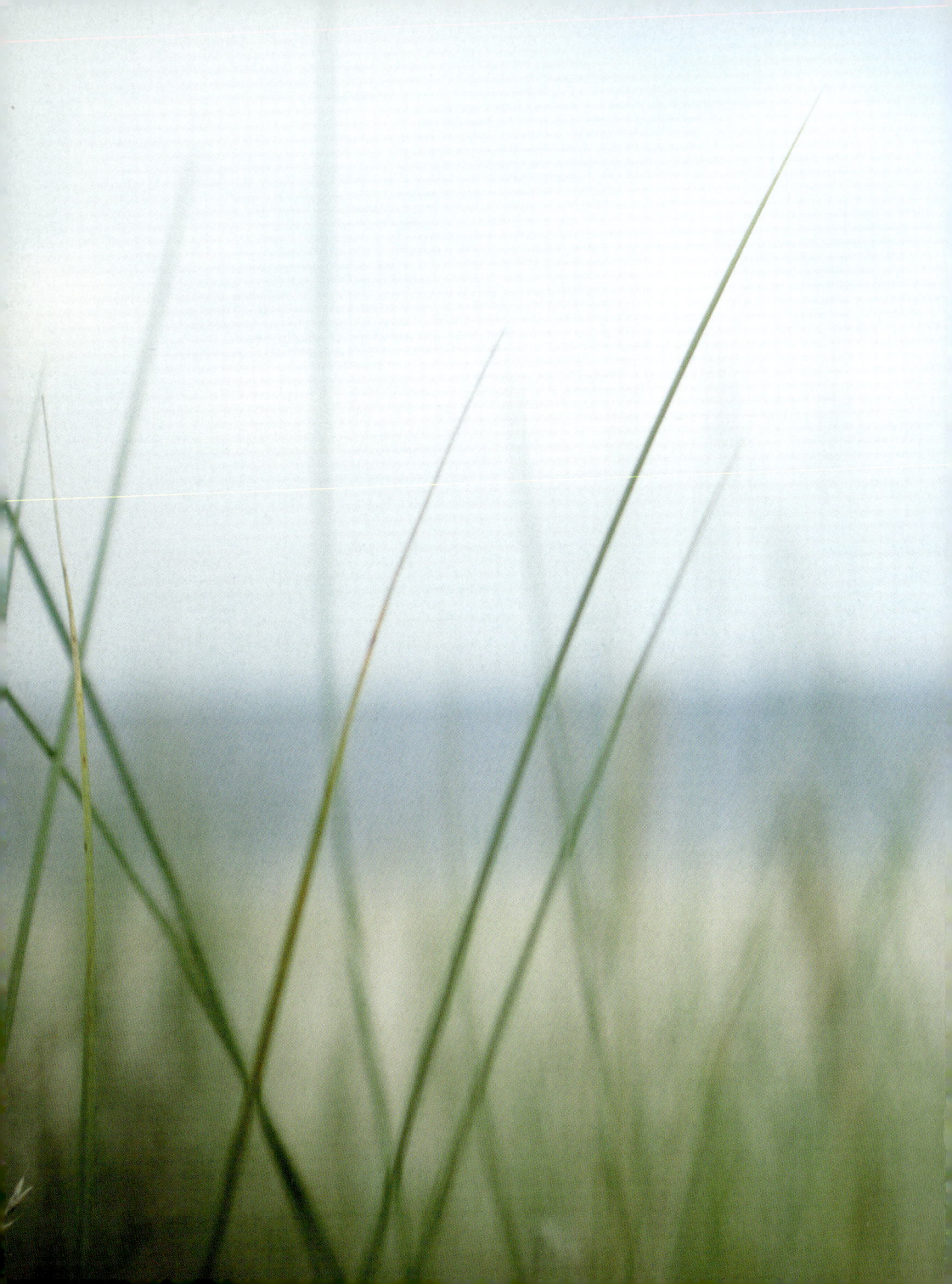

Dr. med. Sonja Reitz

Seelische Beschwerden
körperliche Ursachen

Weltbild

THEORIE

**DIE NAHTSTELLEN ZWISCHEN
KÖRPER UND SEELE** 8

Wissen ist wichtig! 10
Schwachstellen der Medizin 12
Ganzheitliche Ansätze 18
Gehirn, Nerven und Körper 20
Die Schaltstellen des Nervensystems ... 21
Körper und Seele brauchen fitte
Zellen 26
Energie für Körper und Seele:
Meridiane 31
Botenstoffe – wichtig für Fühlen
und Denken 35
Konzert der Botenstoffe 35
Serotonin – der Dirigent 37
Dopamin – ein kreativer Solist 42
Die anderen Botenstoffe –
das Orchester 43

PRAXIS

**KÖRPER UND SEELE –
GEMEINSAM SIND SIE STARK** ... 46

WAS KÖRPER UND SEELE STÖRT 48

Lichtmangel 49
Eine helle Freude: Vollspektrum-
licht 50
Die Winterdepression 50

Schlafmangel 51
Folgen von zu wenig Schlaf 51
So schlafen Sie leichter ein 51
Bewegungsmangel 52
Bewegung bei körperlichen
Einschränkungen 53
Überkreuzbewegungen 53
Belastung durch Medikamente 54
Unerwünschte Nebenwirkungen 55
Mikronährstoffmangel durch
Medikamente 58
Verträglichkeit und Wirksamkeit
für alle gleich? 58
Operationen 59
Narben 61
Körperliche und seelische
Schmerzen 62
Narben speichern Erinnerungen 63

WENN STOFFE FEHLEN 64

Unterschiedlicher Mangel,
ähnliche Symptome 65
Mangelernährung und Mehrbedarf ... 66
Sinnvolle Blutuntersuchungen 69
Verhungern an vollen Töpfen 70
Magensäuremangel und Vitamin B_{12} ... 71
Bauchspeicheldrüse – das Organ für
Stoffaufnahme 71
Fehlbesiedlungen und Schlacken
im Darm 72
Nahrungsmittelallergien und
Unverträglichkeiten 74
Was hilft bei Allergien und
Unverträglichkeiten? 76
Wichtig für Gehirn und Nerven 80

ZU VIEL HINEIN –
ZU WENIG HERAUS 82

Übersäuerung 83
Verschlackung 85
Gegen Säuren und giftige
Schlacken 86
Noch schneller entschlacken
und entsäuern 88
Unterstützen Sie Ihre
Ausscheidungsorgane 89
Kümmern Sie sich auch um
Ihre Seele! 91
Teufelskreis Übergewicht 91
Risiko für Leib und Seele 93
Durchbrechen Sie den Teufelskreis ... 94
Wichtige Stoffwechsel-Bluttests 95

WENN KRANKHEITEN
PROBLEME MACHEN 96

Wenn Organe streiken 97
Die Leber – Stoffwechsel- und
Entgiftungszentrale 98
Das Herz – Kraft für Leib
und Seele 101
Die Schilddrüse – Hormone
für Wärme und Stimmung 102
Keimdrüsen und Stimmung 103
Empfindlicher Knotenpunkt:
Halswirbelsäule 105
Symptome bei instabiler
Halswirbelsäule 106
Was tun bei Halswirbelsäulenverletzung
und Schleudertrauma? 107
Angriffe auf das Immunsystem 108

GIFTE FÜR GEHIRN UND
NERVEN 110
MCS – Wenn die Entgiftung versagt .. 113
Wo lauern Neurotoxingefahren? 114
Quecksilber und andere
Schwermetalle 114
Lösungsmittel und Pestizide 116
Nahrungsmittelzusatzstoffe 117
Impfungen 119
Rätsel CFS und FMS 120
Entgiften Sie – das tut Leib und
Seele gut! 121

SERVICE

Bücher, die weiterhelfen 124
Adressen, die weiterhelfen.......... 124
Sachregister..................... 127
Basisprogramm 131

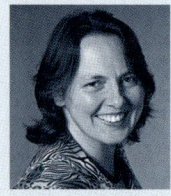

Dr. med. Sonja Reitz, Jahrgang 1959, Fachärztin für Allgemeinmedizin und psychotherapeutische Medizin mit den Schwerpunkten Homöopathie, Naturheilverfahren, Psychosomatik, Schmerzbehandlung, Ernährung, Entgiftung, Störfeldbehandlung, Releasing, Hypnose, Traumatherapie mit EMDR, Referentin für ganzheitsmedizinische Methoden und Zusammenhänge von Körper und Seele für Laien und Therapeuten. Sie ist Initiatorin ganzheitlich-wissenschaftlicher Forschungsprojekte, Vorstandsvorsitzende des gemeinnützigen Vereins »Natürlich Gesund Werden Für Alle« und Buchautorin ganzheitsmedizinischer Patientenratgeber: »Rund um die Homöopathie« und »Warum Narben krank machen – Heilung durch Narbenentstörung«. Ihre langjährige fächerübergreifende Arbeit als Ärztin und Autorin basiert auf der Überzeugung: »Um Krankheitsursachen frühzeitig erkennen und behandeln zu können, ist es wichtig, Körper und Seele aus einer ganzheitlichen Perspektive heraus zu betrachten und dabei die individuellen Lebensbedingungen sowie die individuellen Reaktionsweisen der Menschen und deren Fähigkeiten in den Blick zu nehmen. Nur so können die körpereigene Regulationskapazität gestärkt und chronische Krankheiten verhindert beziehungsweise reduziert werden. Jeder Mensch ist und reagiert anders. Statistiken sagen nichts über den Einzelfall aus; sie vernachlässigen komplexe Ursachenzusammenhänge und vergleichen oft auf unzulässige Weise Äpfel mit Birnen.«
Auf der Grundlage ihres umfangreichen psychologischen, naturheilkundlichen und wissenschaftlichen Know-hows gibt Frau Dr. Reitz in diesem Buch für Betroffene und Therapeuten einen verständlichen Überblick über die oft vernachlässigten körperlichen Ursachen seelischer Störungen, über die spannenden Zusammenhänge zwischen Körper und Seele aus körperlicher Sicht sowie über ganzheitliche Behandlungskonzepte.

EIN WORT ZUVOR

Seelische Beschwerden sind weit verbreitet: 80 Prozent aller Menschen machen in ihrem Leben die Erfahrung einer depressiven Erkrankung. Umfangreichen Studien zufolge sollen bis zu 84 Prozent aller Patienten psychosomatisch erkrankt sein. Oft werden beim Vorliegen seelischer Beschwerden sofort seelische Ursachen vermutet, und viele haben sich an den Gedanken gewöhnt, dass die Seele den Körper krank machen kann. Aber in bis zu 80 Prozent der Fälle ist es genau andersherum: Körperliche Ursachen machen die Seele krank! Doch daran wird häufig nicht gedacht. Dabei bessern sich auch schon lange bestehende seelische Beschwerden sehr rasch, wenn nur die körperliche Ursache oder Mitursache behandelt wird und sonst alles so bleibt, wie es war. Gerade im Bereich der seelischen Beschwerden kommt es gehäuft zu Fehldiagnosen. Oft werden vorschnell Psychopharmaka verordnet oder eine Psychotherapie empfohlen, weil die Auswirkungen von Lebensweise, Stoffwechsel, Umwelt- und Nervengiften, Narbenstörungen, Infektionen und Ernährung auf die Seele entweder unbekannt sind oder nicht ernst genommen werden. Hier liegt eine der wesentlichen Schwachstellen der herkömmlichen Medizin. Mit genaueren Untersuchungen oder feineren Testungen könnten körperliche Ursachen jedoch entdeckt und schließlich auch behoben werden. Sie selbst haben sehr viele Möglichkeiten, Ihr seelisches Gleichgewicht zu erhalten oder wiederherzustellen, wenn Sie mehr über die körperlichen Krankheitsursachen wissen! In diesem Ratgeber erfahren Sie, wie Sie diese erkennen und untersuchen lassen können, aber auch, wo die Grenzen der Selbstbehandlung liegen. Ich wünsche Ihnen viel Freude beim Lesen und großen Nutzen für Sie!

Dr. med. Sonja Reitz

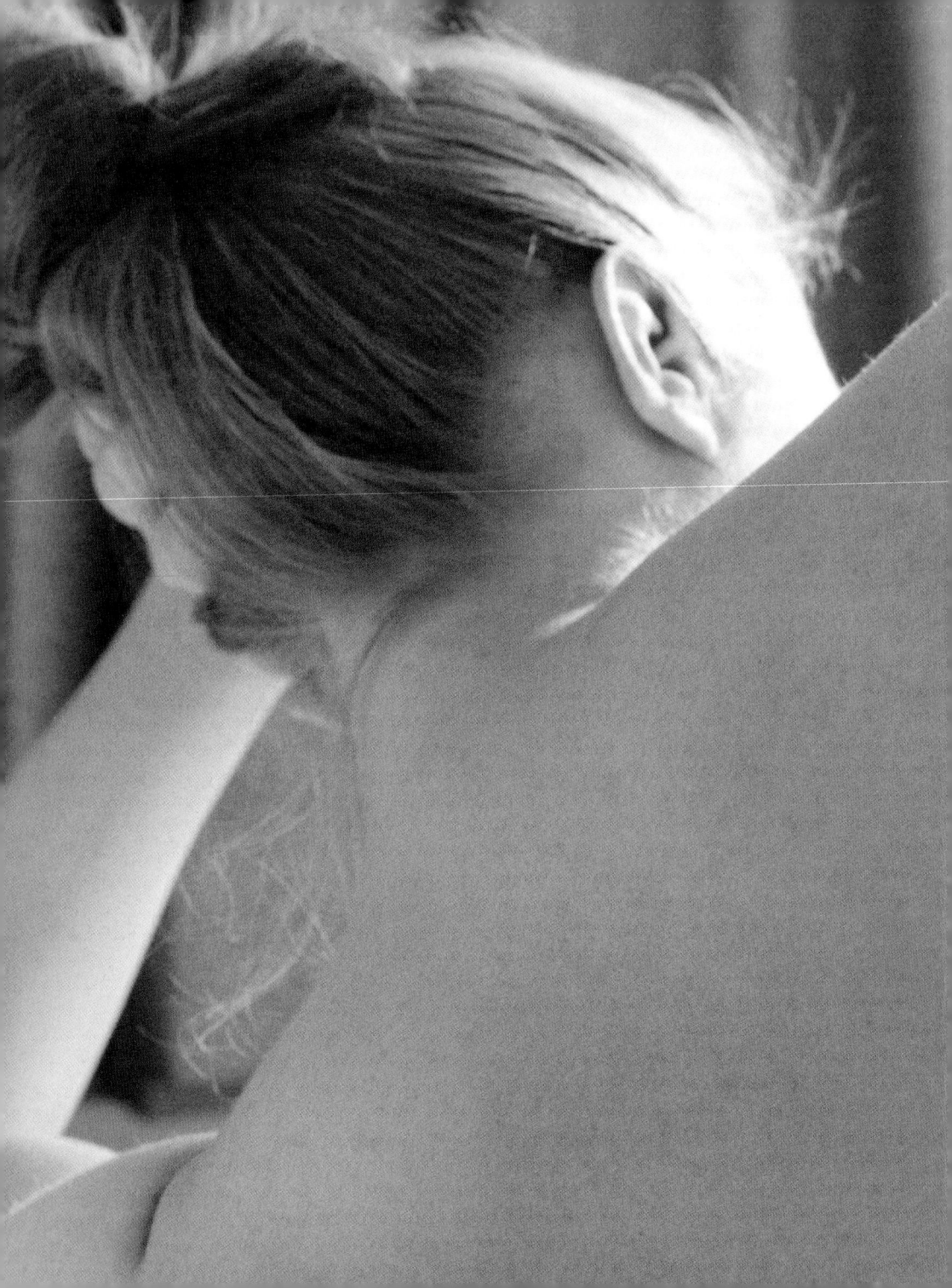

DIE NAHTSTELLEN ZWISCHEN KÖRPER UND SEELE

Lernen Sie die Zusammenhänge zwischen Nervensystem und Körper sowie die Hintergründe von Denken und Fühlen kennen, damit Sie selbst für Ihr Wohlbefinden und Ihre Gesundheit sorgen können.

Wissen ist wichtig!   10

Gehirn, Nerven und Körper 20

Botenstoffe – wichtig für Fühlen und Denken 34

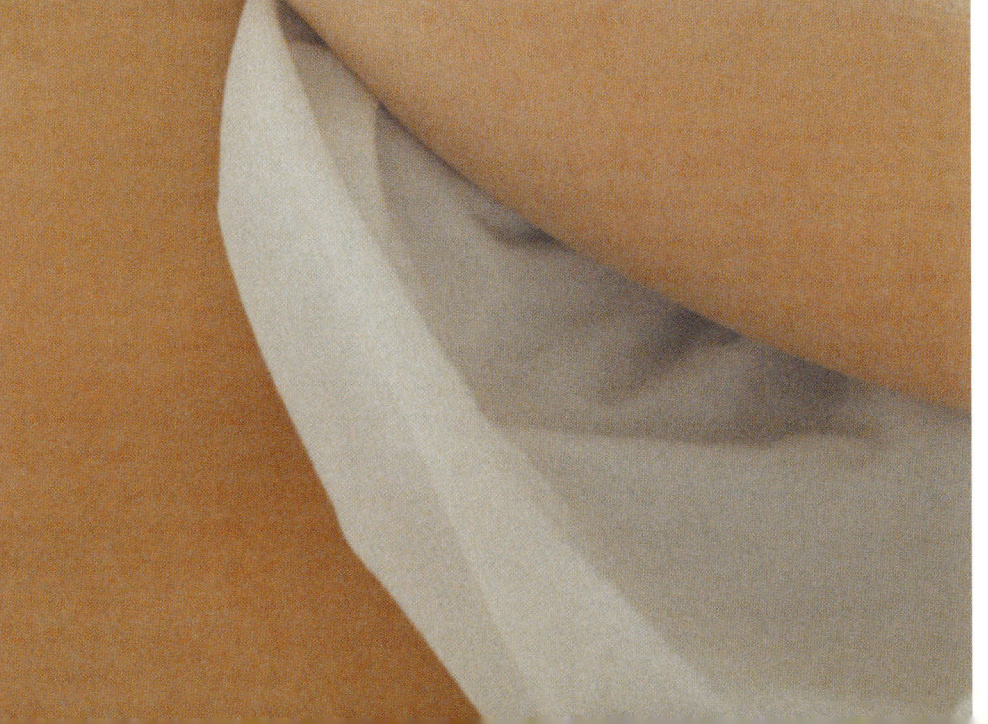

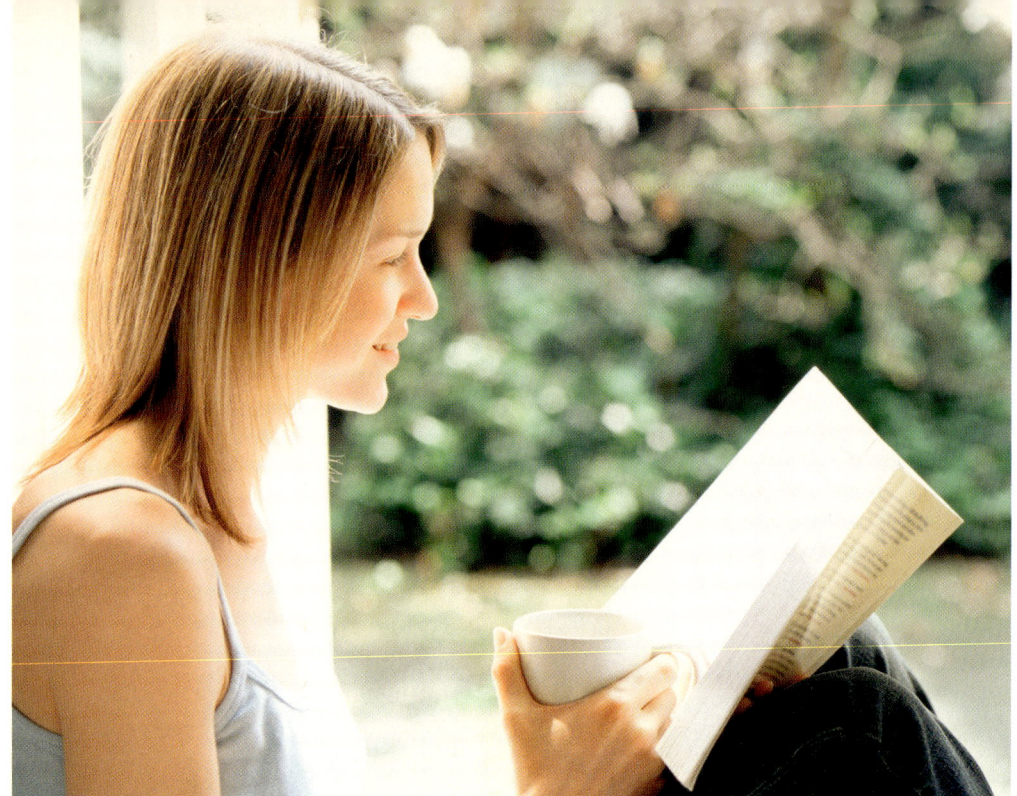

Wissen ist wichtig!

Wenn Sie sich über körperlich-seelische Zusammenhänge und mögliche Krankheitsursachen informieren, können Sie selbst aktiv etwas gegen Ihre Beschwerden tun.

Insgesamt machen 80 Prozent aller Menschen in Deutschland im Laufe ihres Lebens die Erfahrung einer schweren seelischen Erkrankung – Tendenz steigend! Häufig liegen der Krankheit körperliche Ursachen oder zumindest Mitursachen zugrunde. Die Kenntnisse über diese Zusammenhänge sind jedoch wenig verbreitet. Häufig werden Fehldiagnosen gestellt, weil wichtiges Wissen fehlt oder nicht ernst genommen wird. Umso bedeutender ist es, dass Sie selbst über mögliche körperliche Ursachen seelischer

Beschwerden Bescheid wissen. Dann können Sie mit zum Teil sehr einfachen Mitteln viel für ihr seelisches Wohlbefinden tun. Hier für den Anfang ein kurzer Überblick über körperlich-seelische Zusammenhänge:

> 20 Prozent aller Patienten sind aktuell als depressiv einzustufen, und bei mindestens 20 Prozent davon ist die Erkrankung auf Nährstoffmangel zurückzuführen.

> Eine Studie mit Patienten einer psychiatrischen Klinik zeigte, dass die psychischen Symptome bei 80 Prozent der Probanden durch eine konsequente Schwermetallentgiftung abklangen oder ganz verschwanden.

> Immer mehr Kinder leiden an Lern- und Verhaltensstörungen, die in sehr vielen Fällen auf körperliche Ursachen zurückzuführen sind.

> Über 200 000 Menschen in Deutschland leiden unter einem chronischen Müdigkeitssyndrom, welches meist als psychisch verursacht angesehen wird. Oft stecken jedoch chronische Entzündungen, Viren, Schwermetalle oder Vitaminmangel hinter den Beschwerden, die die Energiebildung in den Zellen behindern.

> Über elf Millionen Patienten in Deutschland sind chronisch schmerzkrank, und vielfach werden dabei seelische Ursachen angenommen. Mindestens 50 Prozent der betroffenen Patienten könnte jedoch nach Erfahrungen aus der ganzheitlichen Praxis durch Narbenentstörung, Störherdbeseitigung, Mikronährstofftherapie, Infektionsbehandlung und Nervenentgiftung geholfen werden.

> Etwa 30 Prozent der Bevölkerung in Deutschland sind mit Borrelien und anderen durch Zeckenbiss übertragenen Krankheiten infiziert. Millionen leiden unter den nicht erkannten Spätfolgen der Infektion für Gehirn und Nerven, zum Beispiel Reizbarkeit, Depressionen, Gehirnabbau, Schmerzzustände, Schlafstörungen.

> Viele sogenannte psychosomatische Erkrankungen (siehe Seite 13) sind nicht seelischen Ursprungs, sondern beruhen auf körperlichen Störungen, die zu Störungen des vegetativen Nervensystems und damit zu seelischen Beschwerden führen.

TIPP

Sie sollten in jedem Fall auch Ihren Körper unterstützen, denn er kann der Motor für schnelle und wesentliche Besserung sein – sogar, wenn es auch oder überwiegend seelische Gründe für die Beschwerden gibt.

Natürlich gibt es auch viele seelische Gründe für seelische Störungen, doch das Wissen um die ebenfalls sehr häufigen körperlichen Ursachen und Zusammenhänge ist sehr wichtig, damit Sie hier gezielt vorbeugen und gegensteuern oder gezielt nach Hilfe bei den dafür richtigen Therapeuten suchen können.

Schwachstellen der Medizin

An der Nahtstelle zwischen Körper und Seele zeigen sich die Schwachstellen der Medizin von heute. Diagnosen sind nach offizieller Studienlage mindestens zur Hälfte falsch und die Behandlungen in vielen Fällen wenig effektiv. So sind viele Menschen darauf angewiesen, selbst nach Lösungen für ihre Probleme zu suchen. Dies liegt nicht am bösen Willen der Mediziner, sondern daran, dass Ärzte fast nur einseitig organmedizinisch und nicht nach den neuesten Erkenntnissen ausgebildet werden und kein

WICHTIG: NEHMEN SIE SEELISCHE BESCHWERDEN ERNST!

Viele Menschen haben große Hemmungen, ihre seelischen Befindlichkeitsstörungen, zu denen es bereits bei normalen Überlastungssituationen kommen kann, oder ihre psychischen Krankheiten, die nicht nur in Stressphasen auftreten, zu akzeptieren. Um einer öffentlichen Diffamierung zu entgehen, behalten sie seelische Probleme oft jahrelang für sich. Dabei sind viele dieser Störungen und ihre körperlichen oder seelischen Ursachen oft sehr gut behandelbar. Zahlreiche Patienten erleben eine deutliche Verbesserung ihrer Konzentrations- und Schlafstörungen, ihrer Ängste, Depressionen und sogar ihrer Selbstmordabsichten, wenn sie sich in die Hände versierter Behandler begeben und die wahren körperlichen oder seelischen Ursachen erkannt und beseitigt werden. Daher:

> Scheuen Sie sich nicht, mit Ihren Beschwerden, Zweifeln und Fragen Hilfe beim Psychotherapeuten, aber auch bei ganzheitsmedizinischen oder kinesiologisch ausgebildeten Ärzten und Therapeuten zu suchen, die genaue Kenntnisse der vegetativen Reaktionsweisen haben.

> Gehen Sie gegebenenfalls auch zu verschiedenen Behandlern, bis Sie sich verstanden fühlen, die Einschätzung des Therapeuten innerlich nachvollziehen können und den vorgeschlagenen Therapieweg als sinnvoll erachten. Nur wenn Sie nachfragen, sich öffnen und Hilfe annehmen, kann Ihnen auch geholfen werden.

Wissen und keinen Überblick über ganzheitliche Diagnose- und Behandlungsmethoden haben. Viele Zusammenhänge zwischen Seele und Körper sind ihnen daher zu wenig bekannt, und der Körper wird von der Seele getrennt behandelt und umgekehrt. Psychotherapeuten wissen in der Regel zu wenig über körperliche Zusammenhänge und können daher hinter seelischen Beschwerden nur seelische Ursachen sehen, weil sie nur diese kennen. Die meisten Behandler haben es nicht gelernt, das vegetative Nervensystem auszutesten, systematisch nach Ursachen zu suchen und individuell zu behandeln. Die Patienten fühlen sich zudem durch die vorschnelle »Psycho«-Diagnose durch den Behandler oft abgewertet und nicht ernst genommen.

WAS IST PSYCHOSOMATIK?

Die medizinische Fachrichtung der Psychosomatik beschäftigt sich eigentlich mit den Auswirkungen seelischer Probleme auf den Körper und(!) umgekehrt, auch mit den Auswirkungen des Körpers auf die Seele. Leider wird Letzteres aber auch von psychosomatischen Therapeuten oft vergessen. Vergessen wird meist auch, dass häufig mehrere Ursachen an verschiedenen Beschwerden beteiligt sind. Denken Sie ganzheitlich! Denken Sie quer und vernetzt!

Wichtiges Wissen fehlt

Viele Zusammenhänge zwischen Seele und Körper sind den herkömmlich ausgebildeten Ärzten und Psychotherapeuten nicht bekannt – etwa der Einfluss von Umweltfaktoren, Medikamenten, Ernährung, Stoffwechselproblemen, Allergien oder Narben auf das seelische Befinden; und meist wird daher der Körper unabhängig von der Seele betrachtet und behandelt und umgekehrt. Das hilfreiche Wissen der modernen Neuroendokrinoimmunologie (Zusammenhang zwischen Nerven, Hormonen und Immunsystem), der Hirnforschung, der Umweltmedizin, der Soziobiologie (Zusammenhang zwischen Gesellschaft und Gesundheit), der Genderforschung (Unterschiede zwischen Männern und Frauen), der Forschung zum menschlichen Stoffwechsel, der Hypnoseforschung, der Allergologie, der Homöopathie und der Akupunktur bleibt bei der herkömmlichen Medizin, aber auch bei psychotherapeutischer oder psychiatrischer Behandlung fast immer außen vor. Selbst relevantes Wissen über Nervenstoffwechsel und seelische Vorgänge der sogenannten Schulmedizin, zum Beispiel über den Mangel an Vitamin B_{12}, Folsäure und Vita-

DER MÜNDIGE PATIENT

Es gibt heute eine Reihe von speziellen Labor- oder Funktionsuntersuchungen in der Medizin und sehr feine vegetative Messmethoden in der Ganzheitsmedizin, die bei der Suche nach den wahren Krankheitsursachen – auch von seelischen Störungen – sehr erfolgreich sind. Mithilfe dieses Buches können Sie sich das Wissen darüber aneignen, wesentliche Zusammenhänge zwischen Körper und Seele erkennen und Ihre individuellen Risikofaktoren reduzieren. Stärken Sie so Ihre Kompetenz und Mündigkeit als Patient.

min B_6 sowie Autoimmunstörungen etwa der Schilddrüse oder bei Borreliose, wird in der Praxis oft nicht angewendet. Und das, obwohl circa 20 Prozent der Depressionen bekanntermaßen auf Mikronährstoffmangel und ebenfalls circa 20 Prozent auf Schilddrüsenfunktionsstörungen zurückgeführt werden können.

Wenn Diagnosen in die Irre führen

Im Rahmen der schulmedizinischen Diagnostik werden häufig nur Routine-Labor- und Röntgenuntersuchungen durchgeführt. Sind die Ergebnisse ohne Befund, wird schnell das Etikett »Psycho« vergeben, besonders, wenn Patienten auch über Stress klagen. Der bestand aber vielleicht schon lange vor der Erkrankung und stellt nicht unbedingt die wirkliche Ursache dar oder brachte bestenfalls das Fass zum Überlaufen. Falsche Diagnosen führen dann leider immer auch zu falschen Behandlungen. Eine fatale Spirale von Fehlinterpretation, Fehlbehandlungen, oft jahrzehntelangem Leiden gar mit Frühberentungen und immer weiteren Kostensteigerungen nimmt ihren – eigentlich vermeidbaren – Lauf. Ist die »Psycho«-Diagnose falsch, helfen meist weder Psychopharmaka noch Psychotherapien, da sie nicht an den richtigen, eben oft körperlichen Ursachen ansetzen. Besonders die Behandlung mit Psychopharmaka kann wegen der Nebenwirkungen sogar gefährlich sein und zur Chronifizierung der Beschwerden führen, da den Ursachen nicht weiter nachgegangen wird.

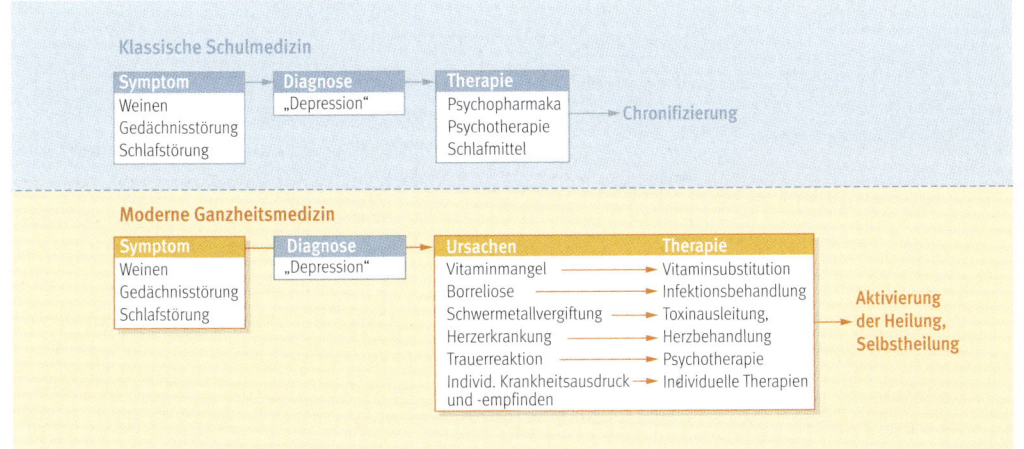

Die symptombeschreibenden Diagnosebegriffe der Medizin, wie zum Beispiel Depression, Tinnitus, Ekzem, Angststörung, legen dem Laien nahe, dass es sich um einheitliche Krankheitsbilder handle, obwohl hier oft sehr unterschiedliche Ursachen vorliegen. Sie können also in die Irre führen, da sie vom ursächlichen Denken und Behandeln ablenken. So kann eine Depression durch einen Vitamin- und Mineralienmangel, eine Trauma-Erfahrung, seelischen Stress, eine Durchblutungsstörung oder eine Mischung dieser oder anderer Ursachen ausgelöst werden. In jedem Fall wäre eine individuell angepasste Behandlung gefragt: Gabe von Nahrungsergänzungsmitteln, Psychotherapie, durchblutungsfördernde Medikamente und Maßnahmen. Darüber hinaus können eine Durchblutungsstörung, Stress oder Vitaminmangel auch zu anderen Symptomen führen, etwa zu Tinnitus oder einem Ekzem der Haut. Die Behandlung wäre dann dieselbe, wie bei einer so verursachten Depression. Logisch wäre daher eine Medizin, die nach Ursachen sucht und diese behandelt. Da die Reaktionen auf diese Ursachen individuell unterschiedlich sind, sollte mit Methoden behandelt werden, die individuelle Reaktionsweisen berücksichtigen, wie zum Beispiel die Homöopathie, die Akupunktur oder die Neuraltherapie – und nicht nach beschreibenden Diagnosen.

Therapien, die sich nur an Symptomen orientieren, haben oft Nebenwirkungen und verstärken das Risiko für Chronifizierung. Therapien, die sich an Ursachen orientieren, leiten Selbstheilungsvorgänge ein und ermöglichen Heilung.

Forschung ohne Ursachenbezug

Bislang orientiert sich die herkömmliche Medizin und Forschung sehr an diesen nur symptombeschreibenden Diagnosen. Ein und dieselbe Diagnose beruht jedoch – wie wir gesehen haben – auf mehreren unterschiedlichen Ursachen. Statistik darf logisch gesehen eigentlich nur Ähnliches miteinander vergleichen. Diagnosen beziehungsweise Symptome mit unterschiedlichen Ursachen bilden jedoch nicht ähnliche, sondern sehr unterschiedliche statistische Daten. Hier wird in der Medizin ein grundlegender wissenschaftstheoretischer Fehler immer wieder, das heißt systematisch, begangen: Letztlich werden Äpfel mit Birnen, also Unähnliches, miteinander verglichen.

Auch berücksichtigen die herkömmlichen Forschungsdesigns nicht die Tatsache, dass sehr viele Krankheiten durch verschiedene Ursachen gleichzeitig, also multifaktoriell bedingt sind. Die sogenannten »Doppelblindstudien«, die heute immer noch als »neuester Stand der Wissenschaft« gelten, sind als Forschungsdesigns aus wissenschaftstheoretischen Gründen heraus nur für Krankheiten mit einer einzigen Ursache geeignet.

Für die Wirksamkeit von Arzneimitteln und die Ausprägung ihrer Nebenwirkungen sind die Entgiftungsmöglichkeiten des Körpers ganz entscheidend. In den Studien werden jedoch meist noch nicht einmal die Unterschiede zwischen Männern, Frauen, Alten und Kindern bei der Entgiftung, also bei der Verträglichkeit von Arzneimitteln beachtet, obwohl es sowohl zwischen Frauen und Männern als auch zwischen Jungen und Alten, Gesunden und Kranken sehr große Unterschiede bei der Entgiftung dieser Medikamente gibt. Außerdem können weitere 10 bis 15 Prozent der Bevölkerung bestimmte Entgiftungsenzyme aus genetischen Gründen nicht genügend bilden.

Fachwissen ohne Ganzheitsbezug

Nach den Kriterien der Weltgesundheitsorganisation ist das individuelle Erleben für die Entstehung und den Verlauf einer Erkrankung entscheidend. Dies wird jedoch im Rahmen schulmedizinischer Forschung und Diagnostik nicht genügend gewürdigt. Für die gründliche Abklärung möglicher körperlicher Ursachen ist eine genaue und mehrere Fächer übergreifende ausführliche Anamnese gleich zu Beginn einer Behandlung erforderlich. Dafür sind bei chronischen Krankheiten von Erwachsenen in der Regel ein bis drei Stunden notwendig. Nur so kann möglichst frühzeitig eine richtige, an den Krankheitsursachen orientierte Behandlung ermittelt und begonnen werden, die eine wirkliche Heilung erst ermöglicht. Ärzte bekommen jedoch nur wenige Minuten für die Behandlung ihrer Patienten bezahlt, sodass gar keine Zeit für Ursachenforschung vorhanden ist. Durch die ungenügende Bezahlung der Ärzte für Gesprächsleistungen wird eine intensive Suche nach Krankheitsursachen verhindert, und die Aufgliederung der Medizin in viele verschiedene Fachdisziplinen, die zu wenig voneinander und über die Ganzheitsmedizin wissen, birgt echte Risiken für die Patienten.

WICHTIG

Um eine sinnvolle, an den Ursachen und den individuellen Gegebenheiten ansetzende Behandlung planen zu können, ist bei Erwachsenen eine circa zweistündige Anfangsanamnese erforderlich, in der Beschwerden, Ernährungsweise, Umwelteinflüsse, Familie, Beruf, Lebensgewohnheiten, Unfälle, Operationen, körperliche und seelische Befindlichkeit, aber auch besondere Stärken zur Sprache kommen sollten.

KÖRPERLICHE RISIKOFAKTOREN FÜR SEELISCHE SYMPTOME

> Vitamin-, Mineral- oder Eiweißmangel etwa durch Diäten, vegetarische Ernährung, Fast Food, vitalstoffarmes oder einseitiges Essen, Nahrungsmittelallergien oder erhöhten Bedarf
> Alkohol- und Drogenkonsum, Medikamenteneinnahme
> Schlaf-, Licht- und Bewegungsmangel
> Operationen, Störfelder durch Narben
> Nervengifte (etwa durch Umwelt, Zahnfüllungen, Entzündungen)

> Traumafolgen, Verstümmelungen
> Stoffwechselstörungen, Enzymmangel (etwa bei Bauchspeicheldrüse, Magen, Darm)
> Schleudertraumen, Stauchungen und Verrenkungen der Halswirbelsäule
> Hormon-, Immun-, Durchblutungsstörungen
> Herz-, Leber-, Lungen-, Nierenerkrankungen
> akute oder chronischen Infektionen
> Entgiftungsstörung wegen Leberstörung, Vitamin- oder Enzymmangel

Ganzheitliche Ansätze

AMALGAM
In einer Studie zur Giftigkeit von Amalgam zeigte sich bei 80 Prozent (!) der Patienten einer psychiatrischen Klinik eine deutliche Besserung ihrer als chronisch eingestuften Beschwerden, nachdem allein das Amalgam aus dem Mund entfernt und das Quecksilber aus dem Körper ausgeleitet worden war.

Mindestens 80 Prozent aller Patienten mit seelischen Symptomen in meiner ganzheitsmedizinisch-psychosomatischen Schwerpunkt-Praxis profitieren von der Behandlung der körperlichen (Begleit-) Ursachen, und in über 30 Prozent der Fälle sind körperliche Schwachstellen sogar der ausschlaggebende Faktor, etwa Narbenstörungen, Vitaminmangel oder Schwermetallbelastungen.

Besonders oft kommt es zu ernsthaften seelischen Störungen, wenn mehrere körperliche Krankheitsursachen gleichzeitig vorliegen, denn dies bedeutet einen »Mehrfrontenkrieg« für Ihr körpereigenes Gesunderhaltungssystem (Ihre Regulationsfähigkeit). Man könnte auch sagen, mehrere Faktoren gleichzeitig lassen das Fass schneller überlaufen und bringen Sie schneller auch aus der seelischen Balance.

Im individuellen Wissen und Empfinden der Patienten über Zusammenhänge und Ursachen ihrer individuellen Erkrankungen liegt oft der Schlüssel für den therapeutischen Erfolg. Hilfe finden Sie daher vor allem bei Therapeuten, die eine ausführliche Anamnese durchführen und die zum einen die verschiedenen möglichen – auch körperlichen – Ursachenfaktoren sowie das vegetative Nervensystem genau kennen und untersuchen können.

Geeignete Therapeuten und Behandler

> Kinesiologen und Psychokinesiologen erfassen systematisch seelische wie körperliche Krankheitsursachen, indem sie die vegetativen Reaktionen auf bestimmte Reize (Nahrungsmittel, Medikamente, Therapien, Gedanken) testen. Sie können so ermitteln, was für Sie nützlich oder schädlich ist.

> RAC(Reflex Auriculo Cardiac)-Therapeuten fühlen am Puls des Patienten Veränderungen des Herzschlags, die vegetativ durch Reize ausgelöst wurden. Diese Methode ist, wenn von erfahrenen Therapeuten angewandt, ähnlich aussagekräftig wie die Kinesiologie, da die individuelle Reaktion des Patienten gemessen wird.

> Behandler, die mit Vegatest, Elektroakupunktur nach Voll, Prognos, Mora oder ähnlichen biophysikalischen Testgeräten

arbeiten, messen den Hautwiderstand an bestimmten Punkten auf der Haut (Meridianpunkte) und finden so viele körperliche Krankheitsursachen und auch positiv wirksame Medikamente, da sich der Hautwiderstand auf bestimmte Schwingungsreize aus dem Gerät oder aus dem Messstromkreis hin verändert. Jedoch nur, wenn diese Reize eine Stärkung oder Schwächung des Systems bedeuten. Hierin liegt aber auch eine wesentliche Fehlerquelle: Es kann nur das gefunden werden, was schon kodiert ist oder in den Stromkreis gebracht wird, alles andere bleibt unerkannt. Weiterhin ist die Gewichtung der Störungen nicht immer leicht, und seelische Ursachen können sehr oft nicht oder nur indirekt über Organschwächen oder Meridianveränderungen gefunden werden, da sie sich schlecht kodieren lassen (siehe Adressen Seite 125, 126).

TIPP
Kinesiologie können Sie erlernen und im Alltag anwenden (siehe Adressen Seite 125). Das gibt Ihnen die Möglichkeit, selbst auszutesten, ob Sie zum Beispiel bestimmte Nahrungsmittel vertragen oder nicht oder welche Vitaminkombination für Sie passen könnte.

Beispiele aus der Praxis

Ein junges Mädchen entwickelte nach einer Hüftoperation schwere Zwangsvorstellungen und Ängste und sollte in einer kinderpsychiatrischen Klinik mit Psychopharmaka behandelt werden. Durch kinesiologische Tests konnte ein Zusammenhang der Symptome mit einer zu flachen Narkose und schwersten unbewussten Schmerzerfahrungen ausgemacht werden. Die Traumafolgereaktion des Mädchens wurde durch Narbenentstörung (siehe Seite 62) in Verbindung mit Überkreuzbewegungen (siehe Seite 54) und Releasing in zwei Sitzungen zu 90 Prozent geheilt.

Bei einem 9-jährigen Jungen verschwanden Gewalttätigkeit und Hyperkinetik innerhalb von sechs Wochen, nachdem er Vitamin B$_{12}$ und Folsäure erhalten und begonnen hatte, dreimal wöchentlich Fleisch zu essen. – Wegen vegetarischer Ernährung war es zu Vitamin-B$_{12}$- und Aminosäurenmangel gekommen und damit zu Botenstoffstörungen. Ein homöopathisches Einzelmittel führte anschließend noch zu einer weiteren Wesensänderung.

Ein 40-jähriger Patient sollte wegen Verlangsamung, Einengung des Denkens und Zwangsvorstellungen frühberentet werden. Durch ganzheitliche Diagnostik und Quecksilberausleitung (siehe Seite 121) konnte er nach fünf Monaten wieder arbeiten!

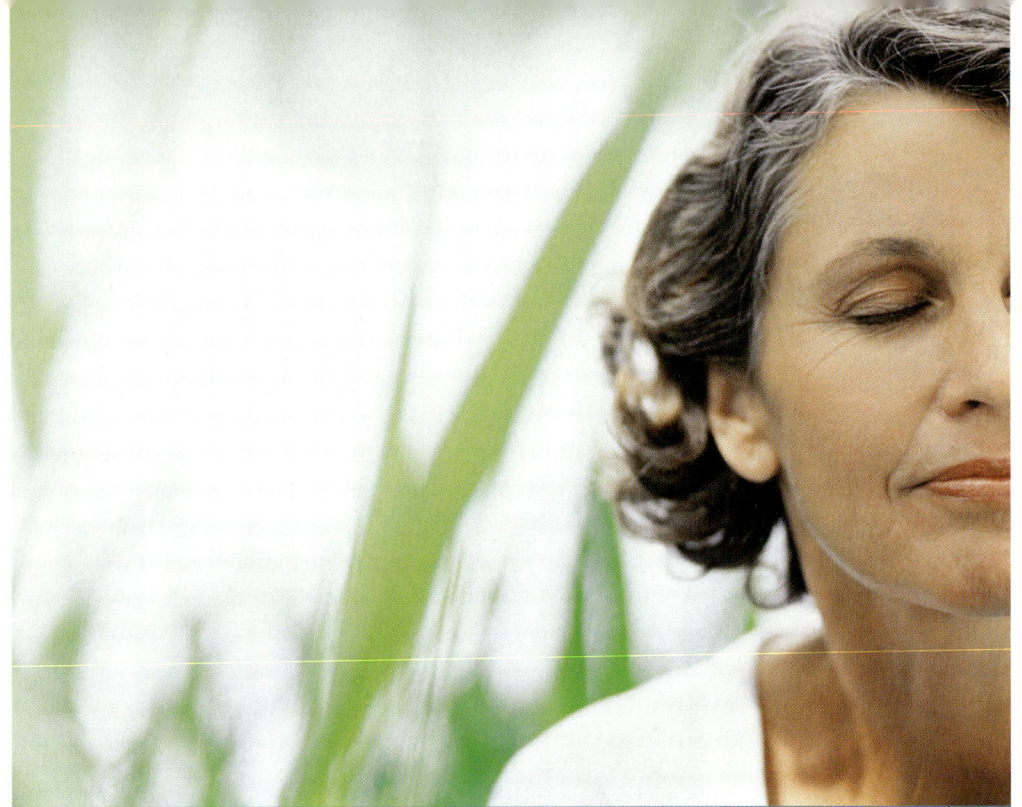

Gehirn, Nerven und Körper

Durch angenehme Vorstellungen und Gedanken wirken Sie positiv auf Ihre Botenstoffe und Ihr vegetatives Nervensystem und damit auf Ihr seelisches Befinden ein.

Körper, Geist und Seele sind eng miteinander verbunden, das weiß man von alters her. Heute wissen wir auch viel über das »Wie«. Lernen Sie in diesem Kapitel die wichtigsten Schaltstellen zwischen Gehirn, vegetativem Nervensystem, Zellen, Botenstoffen, Meridianen und Ihrer Seele kennen. Dann werden Sie verstehen, wie körperliche Beschwerden seelische Störungen verursachen können, aber auch, wie vielfältig Ihre eigenen Einflussmöglichkeiten hinsichtlich Ihres seelischen Wohlbefindens sind und mit welchen Methoden ganzheitliche Therapeuten (siehe Seite 18) Sie unterstützen können.

Die Schaltstellen des Nervensystems

Zu den wichtigen Schaltzentralen gehört einerseits das zentrale Nervensystem (ZNS), bestehend aus Rückenmark und Gehirn mit Großhirn, Zwischenhirn, Kleinhirn, Stammhirn und limbischem System, und andererseits das periphere Nervensystem (PNS) mit seinen vielen Schaltstationen, großen und dichten Nervennetzen im Bauch (Bauchgehirn) und allen feinen Ausläufern in alle Körperregionen. Über die Hirn- und Rückenmarksnerven ist das PNS mit dem ZNS verbunden. Teil des PNS ist das vegetative Nervensystem, über das wichtige Organfunktionen gesteuert werden.

Das zentrale Nervensystem

Den genauen Aufbau und die komplexen Vorgänge im menschlichen Gehirn zu beschreiben, würde hier zu weit führen. Deshalb seien an dieser Stelle nur einige wichtige Punkte angesprochen.

> Das Großhirn, genauer die Großhirnrinde, ist der Sitz unseres Denkens, des Gedächtnisses, der Lern- und Kombinationsfähigkeit und der Kontrolle unserer Triebe. Es entwickelt sich nach der Geburt noch sehr stark weiter. Läuft seine Entwicklung vor oder nach der Geburt nicht optimal, dann hat das enorme Auswirkungen auf die Intelligenz. Auch Nährstoffmangel und Durchblutungsstörungen im Erwachsenenalter haben negative Folgen für die geistigen Fähigkeiten wie auch für das Immunsystem. Leiden die Gehirnzellen und deren ernährende Hüllschichten unter Mangel (etwa in der Stillzeit oder bei Alkoholschäden), nimmt die Gehirngröße schnell und messbar ab. Auch durch Infektionen oder Nervengifte (zum Beispiel Alkohol, Schwermetalle, Zahnherde, Umweltgifte) werden die Gehirnzellen geschädigt, und wichtige Nervenbotenstoffe verringern sich. Die Folge sind Fehlfunktionen im Gehirn und seelische Störungen mit Veränderungen der Persönlichkeit und des Antriebs.

ACHTUNG KOFFEIN!
Zusammen mit dem Stammhirn reguliert das limbische System die Müdigkeit sowie Schlafen und Wachzustand. Ist zum Beispiel zu viel Koffein im Blut, wird das limbische System gereizt, und es kann zu Schlafstörungen kommen.

> Das Stammhirn ist für lebenswichtige Körperfunktionen wie Atmung, Verdauung, Herztätigkeit, Augenbewegungen oder die Koordination von Kauen und Schlucken zuständig. Über zahlreiche Hirnnerven werden von hier aus Verbindungen auch zum peripheren Nervensystem geschaltet. Die Nebenwirkungen vieler Psychopharmaka (zum Beispiel Schmatzreflexe, Zukneifen der Augen) gehen auf deren Wirkung auf das Stammhirn zurück.

> Das limbische System verbindet Großhirn und Stammhirn. Hier sind Gefühle und Triebe, wie etwa Aggressivität, Lust, Hunger, Durst, angesiedelt, und es ist verantwortlich für die Vermittlung von körperlichen Wahrnehmungen zum Großhirn. Empfindungen wie »kalt« oder »Schmerz«, die vom Körper an das Großhirn gesendet werden, bekommen über das limbische System – unser »emotionales Gehirn« – eine gefühlsmäßige Bewertung (angenehm oder unangenehm). Auch emotional besetzte Erfahrungen sind hier holografisch, das heißt in Form von Bildern, Gerüchen, Geräuschen, gespeichert. Sie werden wachgerufen, wenn sich ähnliche Dinge ereignen. Über lange, den Botenstoff Serotonin (siehe Seite 37) produzierende Nervenfasern werden auch Muskulatur, Immunsystem, Durchblutung und Organfunktionen vom »emotionalen Gehirn«

SCHUTZ FÜR GEHIRN UND DENKEN: DIE BLUT-HIRN-SCHRANKE

Das Gehirn ist die wichtigste Schaltzentrale in unserem Körper und muss besonders geschützt werden. Dies geschieht unter anderem durch die Blut-Hirn-Schranke, die bestimmte Stoffe und vor allem Eiweiße und größere Moleküle nicht von der Blutbahn in das Gehirn lässt. Dazu sind alle das Hirn versorgenden Blutgefäße in besonderer Art abgedichtet. Leider ist dieser Schutz auf wasserlösliche Schadstoffe beschränkt. Ölige und fettlösliche Stoffe, wie Schwermetalle und Lösungsmittel, können sehr wohl in das Gehirn übertreten und dort Schaden anrichten. Auch einige Krankheiten (Allergien, Entzündungen, Virusbefall, Halsverletzungen, Impfungen) und möglicherweise auch Handysmog machen die Blut-Hirn-Schranke für schädigende Stoffe durchlässig, mit verheerenden Folgen für Gehirn, Körper und Seele.

mitgesteuert und mit den anderen Gehirn-regionen verbunden. Wenn im limbischen System Informationen nicht richtig weiter-geleitet werden, etwa aufgrund von Trau-men, Nervengifteinwirkungen oder Eiweiß-ablagerungen, sind schwerwiegende seelische und oft als psychosomatisch fehlverstandene körperliche Erkrankungen die Folge.

Das Vegetativum – Individualität im Nervensystem

Über das vegetative Nervensystem, ein riesiges, fein verästeltes Nervennetz, sind Rückenmark und Gehirn mit allen Organen und Geweben und diese untereinander elektrisch vernetzt. Dieses große Netz reguliert und steuert Organfunktionen, Durch-blutung und Immunsystem. Allerdings funktioniert das vegetative Nervensystem weitestgehend unwillkürlich, also ohne unsere be-wusste Steuerung. Es kann aber durch unser Denken, vor allem durch innere Vorstellungen, Einstellungen und Erfahrungen be-einflusst werden, denn diese vegetative Steuerungsfunktion des Körpers ist sehr sensibel für Gedanken und Suggestionen. Diese Zusammenhänge werden heute bereits etwa durch Visualisie-rungsübungen in der ganzheitlichen Krebstherapie genutzt.

Aktivität und Ruhe

Das Vegetativum hat zwei Teilsysteme: Sympathikus und Para-sympathikus. Der sympathische Anteil des Nervensystems domi-niert bei allen aktiven und aggressiven Aktionen, wenn wir Leis-tungen erbringen sowie bei Stress, Schock- und Fluchtreak-tionen. Das parasympathische System kommt zum Zug bei Erholung, Nahrungsaufnahme und Verdauung, also beim Ausru-hen und »Auftanken«, und es ist wichtig für die Sexualfunktion. Beide Systeme haben wichtige Schaltzentren in der Halsregion und können sehr stark irritiert werden, etwa durch Schleuder-traumen oder Zahnentzündungen. Das kann zu erheblichen Be-

VORSTELLUNGEN BEEINFLUSSEN DIE STIMMUNG

Stellen Sie sich vor, Sie beißen herzhaft in eine frische halbe Zitrone. – Sie merken, wie Ihnen der Speichel im Mund zusammenläuft oder sich die Gesichtsmuskulatur automatisch verzieht? Auf die gleiche Art können Sie auch andere vegetativ gesteuerte Körperfunktionen beeinflussen: Denken Sie intensiv an das letz-te richtig entspannende Wochenende, und Sie werden ruhiger werden. Achtung: Negative Ge-danken wirken sich entsprechend negativ aus.

Das vegetative Nervensystem erreicht alle Organe, Blutgefäße und Körpergewebe und steuert deren Durchblutung und Funktion. Es leitet neunmal so viele Informationen vom Bauch zum Gehirn, als von dort an den Bauch gesendet werden. Das vegetative Nervensystem hat damit auch einen wesentlichen Einfluss auf Stimmung und Denkvermögen.

schwerden bei Herz, Lunge und Verdauung (Herzrasen, Schlafstörungen, Atembeklemmung, Magensäurestörungen, Verstopfung, Durchfall, Nahrungsmittelallergien) führen.

Der dicke Draht zum Bauch

Der Nervus vagus ist der Hauptnerv des parasympathischen Teils des vegetativen Nervensystems. Er ist ein sehr langer und dicker Hirnnerv, der im Stammhirn entspringt, entlang der großen

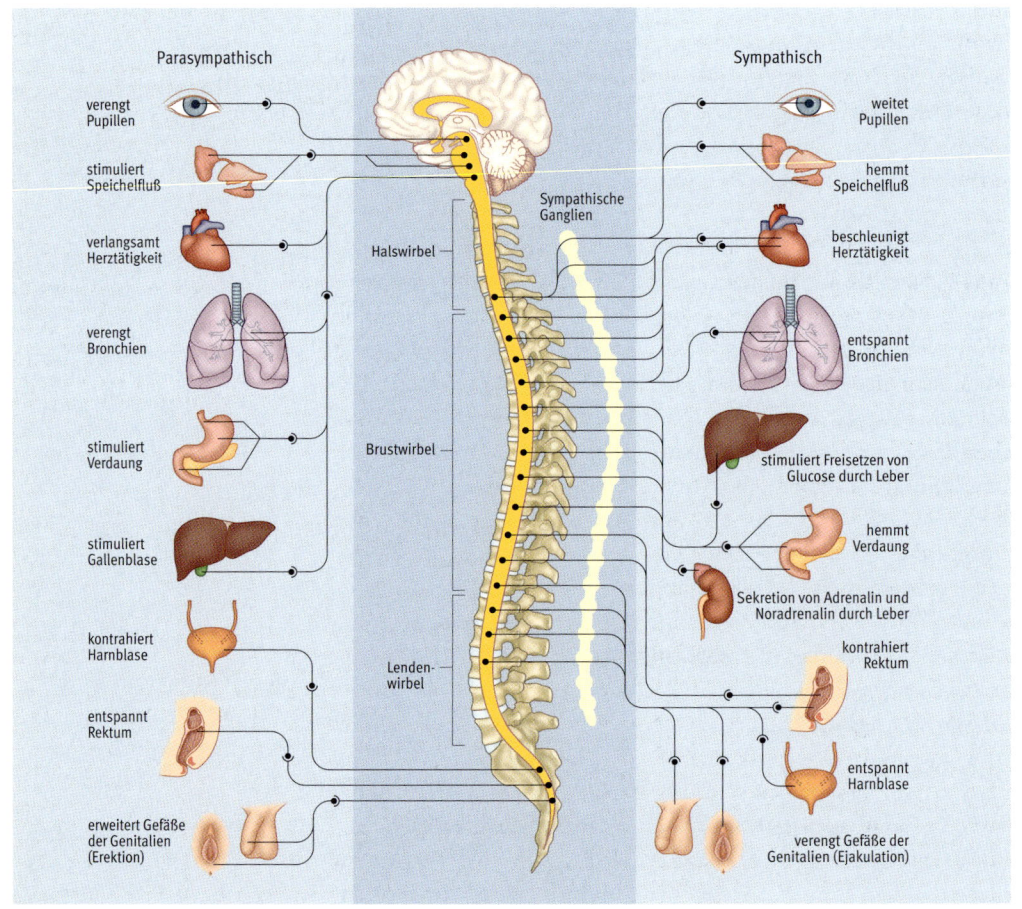

Blutgefäße im Hals in den Körper hinunter verläuft und sich dort in große Nervennetze verzweigt. Speiseröhre, Herz, Bronchien, Magen und Darm haben jeweils ihr dichtes, parasympathisches Nervengeflecht. Den Darm könnte man auch »Bauchgehirn« nennen, weil sich hier riesige Geflechte vegetativer Fasern mit der Darmmuskulatur, der Darmschleimhaut, mit dem Nervus vagus und auch mit dem sympathischen Nervensystem vernetzen. Diese Nervengeflechte haben eigene Wahrnehmungsmöglichkeiten, sind mit sich selber rückgekoppelt und beeinflussen sich so gegenseitig. Damit hat das »Bauchgehirn« seine eigene Lernfähigkeit und seine eigene »Intelligenz«. Es ist circa ein Drittel so groß wie das Gehirn im Kopf und kann eigenständig oder auch in Verbindung mit dem Gehirn funktionieren, da es über das vegetative Nervensystem mit diesem in Verbindung steht. Es steuert die Verdauung, die Stoffaufnahme und das Immunsystem. Es kann bei traumatischen Erlebnissen aber auch gestresst reagieren (auf Dauererregung schalten) oder gar ganz abschalten (etwa nach einer Bauchoperation, bei Existenzbedrohung oder nach seelischen Kränkungen, die »in den Bauch« hauen). Dann läuft im Darm viel schief: Nahrung wird weder richtig verdaut noch aufgenommen, es kommt zu Enzymblockierungen, Verdauungsstörungen wie Durchfall, Blähungen oder Verstopfung, später sogar zu Entzündungen und Allergien. Aber auch andersherum funktioniert es: Wenn Nahrungsmittelallergien bestehen, können sich diese über die Nervenverbindungen zum Gehirn negativ auf Lernen, Denken, Gefühle und Stressbelastungsfähigkeit auswirken. Regelmäßiges Hinlegen nach den Mahlzeiten, warme Bäder, Auflagen und Wickel sowie sanfte Bauchmassagen helfen bei Irritationen des Darms.

ERFOLGSTIPP

Über den Nervus vagus können Sie den parasympathischen Teil des vegetativen Nervensystems aktivieren: Legen Sie sich auf den Rücken und platzieren Sie ein warmes Körnerkissen oder eine Wärmflasche auf den Oberbauch. Das beruhigt nicht nur die Verdauungsorgane, sondern wirkt auch positiv auf Herz, Leber, Lunge, Botenstoffe und die Sauerstoffversorgung des Gehirns. So entgiften und entsäuern Sie besser und finden schneller Ruhe und geistige und seelische Entspannung.

Körper und Seele brauchen fitte Zellen

Damit unser Körper und seine Schaltzentralen gesund bleiben oder wieder werden, müssen deren kleinste Einheiten, die Zellen, und der Zellzwischenraum sowie ihre versorgenden kleinen Blutgefäße intakt, gut ernährt und frei von Ablagerungen sein. Alle Zellen, auch die Gehirn- und Nervenzellen, brauchen – wie alles, was wir gesund erhalten wollen – Wartung, das heißt ständige Ernährung, Erneuerung und Reinigung. Nur dann sind die Voraussetzungen günstig, dass Lernen, Denken und Gefühlsprozesse und damit auch die seelische Gesundheit stimmen.

Die Zellmembran

Gesunde Zellen haben eine intakte Abgrenzung nach außen, eine Zellmembran. Das ist eine Doppelschicht aus Fetten (Lipiden) und Eiweißen (Proteinen). Um den geordneten Durchlass und den aktiven Transport von Stoffen durch diese Zellmembran zu ermöglichen, gibt es dort eine Reihe von »Türen«, das sind zum Beispiel Transporteiweiße, die unter Einwirkung von Hormonen, Botenstoffen, Mineralien und Enzymen gezielt Nährstoffe und Botenstoffe in die Zellen hineinschleusen und Abfall, der bei der

---

NERVENMEMBRANEN UND HÜLLZELLEN

Die Durchlässigkeit, Stabilität und Geschmeidigkeit der Membranen von Nervenzellen wie auch deren ernährende Hüllzellen im Gehirn (weiße Gehirnsubstanz) sind entscheidend für eine schnelle und fehlerfreie Nervenfunktion: Elektrische und elektromagnetische Impulse müssen geleitet, Botenstoffe freigesetzt und wieder aufgenommen werden. Milliardenfach müssen Zellen und Zellfortsätze, das heißt Membranen immer wieder neu geschaffen und miteinander vernetzt werden. Besonders wichtig sind hier der Botenstoff Serotonin, der die Neuvernetzung und die Reparatur der Nerven- und auch der Hüllzellen fördert, und das Hormon STH, das während des Schlafens produziert wird. Ein guter und ausreichender Schlaf ist daher eine Grundlage für starke Nerven, stabile Stimmung und ein gut funktionierendes Gehirn. Wichtige Baustoffe für diese Membranen sind die Vitamine der B-Gruppe, Niacin, Inositol, Zink, Lecithin sowie Omega-3- und Omega-6-Fettsäuren.

vielfältigen Zelltätigkeit entsteht, nach draußen befördern. Über die intakte Zellmembran funktioniert die reibungslose Kommunikation zwischen den Zellen sowie zwischen Zellen und ihrer Umgebung.

Die Zelle und der Zellzwischenraum

Die kleinste Stoffwechseleinheit, die Zelle, sowie deren Ernährung und Entgiftung spielen eine große Rolle für die seelische Gesundheit, da sie die Funktion eines Organs und der Zelle selbst überhaupt ermöglicht. Sie bildet zum Beispiel Hormone und Botenstoffe oder leitet elektrische Impulse in rasantem Tempo mit großer Genauigkeit weiter.

Der Zellzwischenraum besteht zu 80 Prozent aus Wasser (mit sinkender Tendenz im Alter). In diesem sind Mineralsalze, Eiweiße, Zucker und andere Stoffe gelöst, die eine elektrisch leitfähige und elektrisch speichernde Grundsubstanz bilden, und so findet ein reger Austausch statt: Durch die Wände der Blutgefäße werden Sauerstoff und Nährstoffe aller Art abgegeben und wandern durch den Zellzwischenraum zur Zellmembran, um dort durchzutreten und die Zelle zu ernähren. Der »Zellmüll« wandert

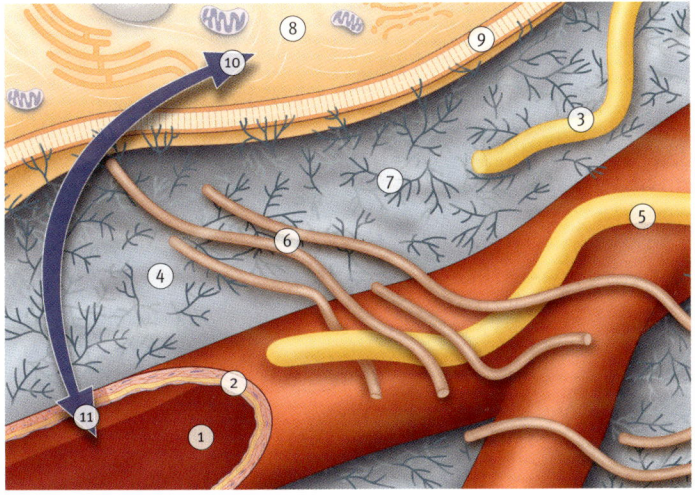

① Blut
② Blutgefäß, durchlässig für Sauerstoff und Nährstoffe
③ vegetative Faser im Zellzwischenraum
④ Zellzwischenraum
⑤ vegetative Faser, kann das Blutgefäß eng und weit stellen
⑥ Bindegewebsfaser
⑦ Zucker-Eiweiß-Moleküle
⑧ Zellinneres
⑨ Zellmembran mit Fett-Eiweiß-Doppelschicht
⑩ Sauerstoff und Nährstoffe gelangen in die Zelle.
⑪ Kohlenmonoxid und Stoffwechselabbauprodukte werden ins Blut transportiert.

genau in umgekehrter Richtung ins Blut hinein und wird damit abtransportiert.

Der Arzt Alfred Pischinger hat die zentrale Wichtigkeit dieser Stoffwechseleinheit von Zelle, Zellzwischenraum und kleinen Blutgefäßen bereits 1953 erkannt und dieses Mikrosystem als »Grundsystem« benannt.

Gestörtes Grundsystem

Wenn Zellen und der Zellzwischenraum durch Mangel an basisch wirkenden Mineralien, Anhäufung von Stoffwechselsäuren und zu viel Ablagerungen von Abfallschlacken nicht richtig funktionieren, können der Austausch im Grundsystem, der Zellstoffwechsel und die elektrische Kommunikation zwischen den Zellen nicht mehr reibungslos ablaufen.

Zellmüll, Gifte, Bakterienreste, Nervengifte und vieles mehr dümpeln im Wasser des Zellzwischenraumes umher, verbreitern den Zellzwischenraum und machen ihn sulziger, das heißt weniger flüssig und weniger elektrisch leitfähig. Dass dieser »Müll« – wie auch Mineralienmangel, Gewebeverletzungen oder Narben – den gesunden Stoff- und den elektrischen Informationsaustausch behindert und der Körper dann irgendwann krank wird, weil die Organe und ihre Zellen nicht mehr funktionieren können, liegt auf der Hand. Depressionen, chronische Schmerzen und Krankheiten, Entzündungen, Taubheitsgefühle, Gedächtnisstörungen, Schwindel und sogar Krebs können die Spätfolge sein. Deshalb: Raus mit dem Müll aus unseren Zellzwischenräumen, damit die Zellen und damit wir besser und länger leben können!

In den Zellzwischenräumen befinden sich auch feine Fasern des vegetativen Nervensystems, die hier zum Teil offen enden und so besonders empfindlich reagieren auf Übersäuerung, Umweltgifte, Schwermetalle, Infektionen und andere Nervengifte. Diese Nervenfasern geben wichtige Rückmeldungen in den gesamten Körper und in das Gehirn: Wenn zum Beispiel die Nerven im Zellzwischenraum durch Schlackenstoffe und Säuren ständig so stark gereizt werden, dass Sie dauernd »funken«, führt das zu chronischen Schmerzen.

WICHTIG
Das Grundsystem Zelle-Zellzwischenraum-Blutgefäße ist für die körperlichen wie auch die seelischen Funktionen enorm wichtig. Sie können es durch Ernährung, Entgiftung, Bewegung und Verhalten aber auch durch Ihre Vorstellungen sehr leicht selbst beeinflussen und dadurch Ihr seelisches Wohlbefinden verbessern.

Wenn hier Botenstoffe und Hormone von den Zellen nicht richtig gebildet werden, kommt die Kommunikation zwischen den Organen, die über den Blutweg stattfindet, ins Schleudern, und das hat Auswirkungen auf das Seelenleben.

Im Zellzwischenraum gibt es darüber hinaus Zucker, Mineralstoffe und Eiweiße in gelöster Form sowie Bindegewebsfasern. Auch dadurch können im Zellzwischenraum elektrische Ladungen und elektromagnetische Informationen gespeichert und weitergeleitet werden. Weiterhin gibt es Lymphgefäße und Immunzellen, die ebenfalls am Informationsaustausch beteiligt sind. Es findet somit eine schnelle und vielfältige Kommunikation zwischen den einzelnen Körperregionen statt.

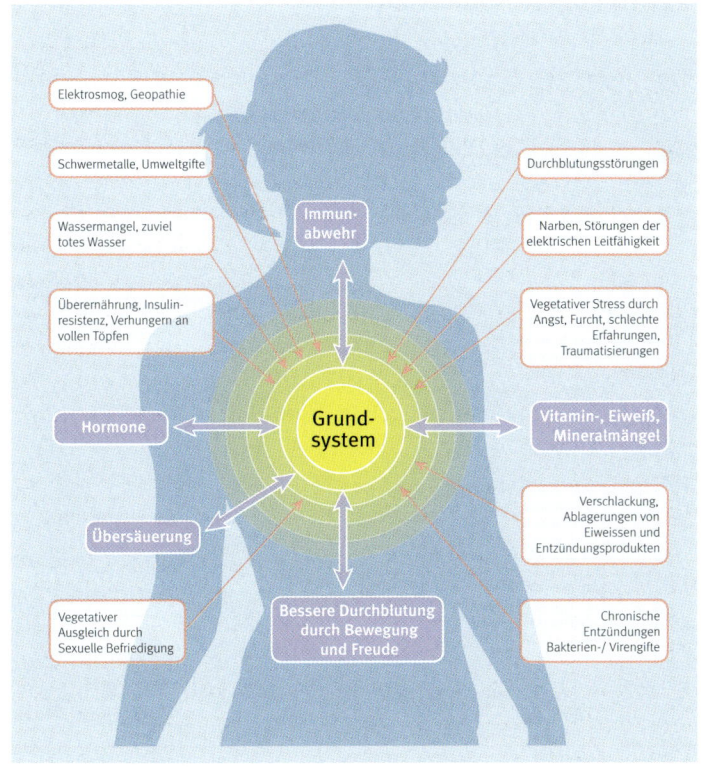

Die Beschaffenheit des Grundsystems ist entscheidend für die Versorgung und die Funktion aller Körper- und Nervenzellen. Verschlackung, Übersäuerung, Mineralmangel und veränderte Leitfähigkeit beeinflussen Energiehaushalt, Stimmung, Denk- und Lernvermögen.

Wasser ist Leben

Unser Körper besteht bei seiner Geburt zu etwa 85 Prozent aus Wasser, dieser Anteil nimmt im Verlauf des Lebens deutlich ab. Je höher der Wassergehalt der Zellzwischenräume ist, desto besser kann dort Stoff- und Informationsaustausch stattfinden und umso weniger Schlacken werden dort angelagert. Daher ist es wichtig, lebenslang genügend gutes Wasser aufzunehmen und regelmäßig zu entgiften.

Wasser kann elektromagnetische Informationen besser speichern und leiten und Stoffe besser lösen, wenn darin »Cluster« enthalten sind, Zusammenballungen von Wassermolekülen (lebendiges Wasser). Die Cluster-Strukturen entstehen durch vielfache Wasserverwirbelungen, wie sie in natürlichen Bachläufen vorkommen. Sie werden zum Beispiel durch Hitze und elektromagnetische Wellen (Handys, Mikrowellen, Dect-Technologie von schnurlosen Telefonen) zerstört. Es wurde nachgewiesen, dass Wasser mit diesen Clustern sogar Gedanken und Worte speichern kann, negative wie positive (Kristallisationsuntersuchungen von Masaru Emoto). Es ist also wichtig, respektvoll mit seiner Nahrung und auch mit Menschen umzugehen, die ja zu 80 Prozent aus Wasser bestehen. Begegnen Sie Ihren Mitmenschen mit Liebe, dann speichert deren Wasser positive Energie, und sie bleiben länger gesund!

TIPP: Cluster

Sollten Sie keine Möglichkeit haben, an natürliches, aktives (Quell-)Wasser heranzukommen, können Sie Ihr gutes Trinkwasser selbst clustern:

> Schütteln Sie es in einer eieruhrähnlichen Lemniskatenflasche mehrfach hin und her und denken Sie dabei an reines Quellwasser, Reinigung oder Heilung, oder

> stellen Sie es fünf Minuten auf eine Wasser-Aktivierungsplatte, bevor Sie es trinken.

Die biologischen Unterschiede sind fühlbar, schmeckbar und messbar – mit feinen physikalischen und feinstofflichen Methoden wie Kinesiologie, Pendeln oder Wünschelrutenmessungen.

Ein Erwachsener sollte täglich zwei bis drei Liter Wasser oder basisch wirkende Flüssigkeit zu sich nehmen, also etwa stark verdünnte (1:5) Fruchtsäfte oder Kräuter- und Früchtetees. Das darin enthaltene Trinkwasser sollte sauber, lebendig und am besten leicht basisch (pH-Wert 7,5 bis 9) sein und keine Kohlensäure enthalten. Tee, Kaffee und Alkohol entziehen dem Körper mehr Flüssigkeit, als sie zuführen, und führen zu einer chronischen Übersäuerung der Zellen und schnelleren Alterungsprozessen.

Energie für Körper und Seele: Meridiane

Meridiane sind Energiebahnen, welche die chinesische Medizin bei seelischen und körperlichen Störungen seit über 2000 Jahren bei ihren traditionellen Behandlungsmethoden – Akupunktur, Akupressur, Shiatsu, Qigong – nutzt. Bei den Meridianen handelt es sich nicht um feste Strukturen, sondern um Bahnen erhöhter Leitfähigkeiten des Gewebes; sie leiten sowohl Elektrizität als auch Licht (Biophotonen). Man könnte sie sich als eine Art Datenautobahn vorstellen, auf der größere Datenmengen schneller transportiert werden können als im umgebenden Gewebe. Die Meridiane sind zuständig für die Versorgung mit Lebensenergie Qi und für die stoffliche Ernährung der einzelnen Organe. Sie sind also echte Vermittler zwischen Körper und Seele und aufs Engste verknüpft mit dem vegetativen Nervensystem: Viele Akupunkturpunkte liegen an Stellen, an denen sich vermehrt auch vegetative Fasern befinden, zum Beispiel um Schleimbeutel, an Gelenken, an Sehnenansätzen und entlang der Wirbelsäulensegmente, an denen die sympathischen vegetativen Fasern austreten. Die Punkte an der Wirbelsäule üben einen direkten aktivierenden Einfluss auf die Organe aus. Kommt es an diesen Stellen zu Verletzungen oder zur Bildung von Narben, können Organbeschwerden (etwa Magenschmerzen) oder bestimmte Gefühlsreaktionen folgen. Muskelverhärtungen an den Meridianpunkten weisen oft auf eine energetische Störung des entsprechenden Organs oder seiner zugehörigen Gefühlsqualitäten (siehe Tabelle Seite 30) hin. Der Begriff »Organ« bezeichnet in der chinesischen Medizin also sowohl das Organ selbst als auch dessen Gefühle und Funktion.

AKUPUNKTURPUNKTE

Akupunkturpunkte kann man anhand des veränderten Hautwiderstands an den entsprechenden Körperstellen messen, oft sind sie auch tastbar wegen einer erhöhten Druckempfindlichkeit oder einer fühlbaren »Delle« im Gewebe.

Meridiane und Emotionen

Lungen-meridian	Dickdarm-meridian	Magen-meridian	Milzmeridian
Verlust, Entwertung, Hochmut, Bescheidenheit	Selbstwertgefühl, Beschämung, machtvoll, Bedauern, Mitgefühl, Loslassen	Fürsorge für andere, Hunger, Mangelgefühl, Entbehrung, Resignation, Frustration, Zweifel, Gier, Ekel	Geborgenheit, Integriertheit, Meditation, gedankenvoll, Grübeln, Selbstentfremdung

Herzmeridian	Dünndarm-meridian	Blasen-meridian	Nieren-meridian
Freude, Liebe, Mitgefühl, Verantwortung, Trauer (Liebesverlust)	Freude, Entmutigung, Erschütterung, Schock, Nervosität, Überdrehtheit	Ängstlichkeit, Schreckhaftigkeit, Ruhelosigkeit, Panikgefühle, Mut	Angst, Misstrauen, Ängstlichkeit, Genauigkeit, Energiemangel

Pericard/Kreislaufmeridian	Dreifacher Erwärmer	Gallenmeridian	Lebermeridian
Hingabe, Verzeihen, Entspannung, Schuldgefühle	Verzweiflung, Hoffnung(slosigkeit), Erschöpfung, Überanstrengung	Verzweiflung, Bescheidenheit, Verurteilung, Kritiksucht, Hilflosigkeit, Unentschiedenheit	Zorn, Groll, Empörung, Reizbarkeit, Unzufriedenheit, Projektideen, Planung

Meridiane und Emotionen

Meridiane sind verschiedenen Organen zugeordnet, so gibt es etwa den Leber- und den Blasenmeridian. Sie leiten Informationen, Gefühle und Energien dieser Körperorgane beziehungsweise dieser »Funktionskreise«. Wenn bestimmte Organe erkrankt sind oder die Meridiane dieser Organe nicht genügend Energie transportieren können, kommt es zu erheblichen seelischen Beeinträchtigungen. Jedes Organ kann dabei ganz spezielle Färbungen von Depressivität oder anderer seelischer Beschwerden hervorrufen, die erfahrenen Therapeuten wichtige Hinweise für die Behandlungsmöglichkeiten geben können.

Umgekehrt kann ein Zuviel oder Zuwenig von bestimmten Gefühlen körperliche Beschwerden am betreffenden Organ hervorrufen.

Mögen und Magenmeridian

Bei Resignation ist meist eine deutlich verminderte Energie des Magenmeridians zu beobachten, der viel mit der Lust auf Leben zu tun hat, dem »Mögen«. Es kommt zu chronischen Nasennebenhöhlenerkrankungen wie auch zu einem Mangel an Magensäure, Verdauungsstörungen, Kniebeschwerden und einer verringerten Aufnahme von Mikronährstoffen in den Körper. Andersherum kann aber auch zum Beispiel eine Operation eines Schienbeinbruches oder eine Spiegelung des Knies (Störungen des Energieflusses im Magenmeridian) dazu führen, dass der Mensch weniger Magensäure produziert, keinen Elan mehr aufbringen kann und nur noch wenig Antrieb hat, schnell Entzündungen der Nasennebenhöhlen bekommt sowie zunehmend Verdauungsbeschwerden.

Der Magenmeridian zieht sich durch den ganzen Körper: Kieferhöhlen, Stirn, Hals, Brust, Magen, Eierstöcke, Leisten, Knie, Schienbein und zweiter Zeh sind so miteinander verbunden. Durch die Magenenergie werden zum Beispiel Appetit und sexuelle Lust (mit-)gesteuert.

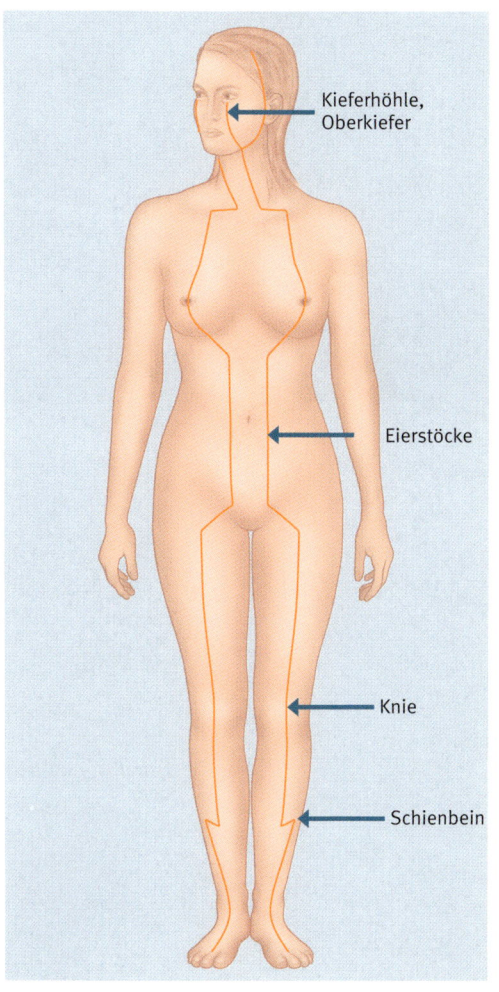

Kieferhöhle, Oberkiefer

Eierstöcke

Knie

Schienbein

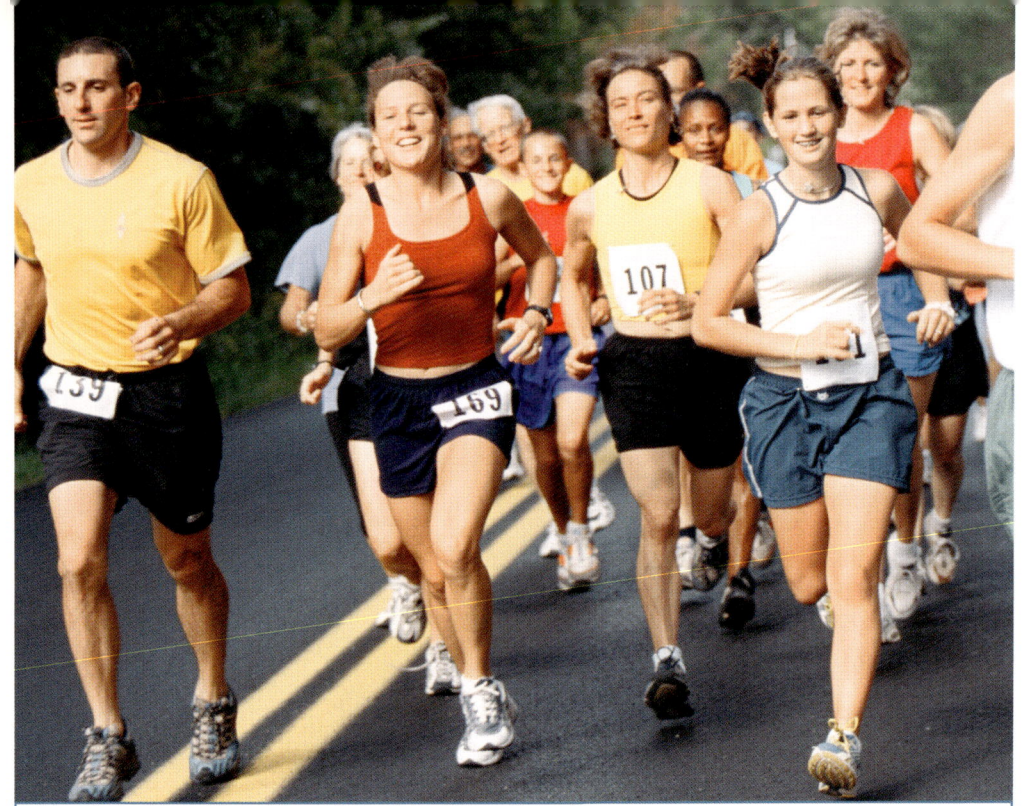

Botenstoffe – wichtig für Fühlen und Denken

Der Körper wirkt auf Nervensystem und Seele: Zum Beispiel erzeugt Laufen verstärkt Glücksbotenstoffe im Gehirn und sorgt so für gute Stimmung.

Botenstoffe sind wichtig für Denken und Wohlbefinden, und sie liefern Erklärungen für viele seelische Zustände. Zahlreiche Medikamente sind darauf ausgerichtet, auf diese Botenstoffe einzuwirken. Was viele aber nicht wissen: Man kann durch Ernährung, Mikronährstoffe, Bewegung, Vorstellungen, Entgiftung, Fasten, Licht und Berührung großen Einfluss auf diese Botenstoffe und damit auf das eigene Gefühlsleben nehmen, sowohl positiv wie auch negativ.

Konzert der Botenstoffe

Es gibt viele verschiedene Botenstoffe, die im Körper sehr unterschiedliche Effekte haben. Sie werden in Nerven- oder Körperzellen gebildet und verlassen diese Zellen, um einer anderen Zelle mit einem dafür passenden Empfänger, einem Rezeptor, ihre Nachricht zu übergeben. Danach werden die Botenstoffe von den Ursprungszellen wieder aufgenommen und für eine neue Nachrichtenübertragung wiederverwendet. Die Empfängerzelle wird durch den Botenstoff »geweckt« und dann aktiv, das heißt, sie leitet eine in ihr schlummernde Information weiter. Manche Nervenzellen haben mehrere Botschaften in sich schlummern, die von unterschiedlichen Botenstoffen »geweckt« werden können. Unterschiedliche Botenstoffe rufen unterschiedliche Gefühle, Denkfähigkeiten, wie Gedächtnis, Konzentration oder Kombinationsvermögen, oder Wahrnehmungen hervor.

Neurotransmitter und Hormone

Botenstoffe, die in Nervenzellen gebildet werden, heißen »Neurotransmitter«, es gibt zum Beispiel Serotonin, Dopamin, Noradrenalin, Acetylcholin, Gamma-Amino-Buttersäure (GABA) und Endorphine. Die Neurotransmitter wirken, wie man heute weiß, nicht nur auf das Gehirn, sondern sehr stark auch auf die Körperhormondrüsen und auch auf das Immunsystem. Sie kommen auch im Körper vor, in der Muskulatur, an den Gelenken, am Darm und im Herzen, wirken dort aber ganz anders als im Gehirn, da die dortigen Zellen andere Botschaften in sich tragen. In der Regel gelangen sie auch nicht in das Gehirn, da die Blut-Hirn-Schranke (siehe Seite 22) ein Passieren nicht zulässt. Aber die Regel hat – wie immer – ihre Ausnahmen, etwa wenn die Blut-Hirn-Schranke zu durchlässig ist, und diese Ausnahmen können für das seelische Gleichgewicht sehr beeinträchtigend sein.

Die Botenstoffe, die in Körperorganen gebildet werden, heißen Hormone, etwa die Sexualhormone Östrogen und Testosteron, das Schilddrüsenhormon Thyroxin, Nebennierenhormone wie Cortisol und Cortison, DHEA-Sulfat (Dehydroepiandrosteron-Sulfat), STH (Somatotropes Hormon) und die Hypophysenhor-

WICHTIG
Beide Botenstoffgruppen, Neurotransmitter und Hormone, können – wenn sie aus dem Gleichgewicht geraten – die Seele in Schieflage bringen und zu erheblichen seelischen Erkrankungen bis hin zu Schizophrenie führen.

mone TSH (Thyroidea-stimulierendes Hormon), Oxytocin, Prolaktin. Diese wirken außer im Körper oft auch direkt als Botenstoffe im Gehirn auf Nervenzellen und haben somit direkten und über ihre Organwirkungen indirekten Einfluss auf Stimmungen, Denken und Wahrnehmungen. Könnte man die Botenstoffe wie Instrumente erklingen lassen, bekäme man ein regelrechtes Gefühlskonzert zu hören.

Körperliche Wirkungen auf die Botenstoffe

Dass seelische Probleme oder psychisches Wohlbefinden auf die Bildung von Botenstoffen jeder Art wirken, das wissen die meisten. Aber auch umgekehrt funktioniert es: Unser Verhalten, Bewegung, Ernährung und Umwelt haben Einfluss auf die Botenstoffe. Marathonläufer etwa berichten von starken Glücksgefühlen nach einem Lauf, da bei der großen körperlichen Anstrengung Glücksbotenstoffe oder auch Glückshormone (Endorphine) ausgeschüttet wurden. Bauch und Gehirn reagieren oft mit Wohlbefinden und harmonischer Entspannung auf Nudeln in Sahnesoße, ein Gericht, das die Produktion von Serotonin im Gehirn anregt und so zufrieden und glücklich macht. Natürlich sind auch Negativwirkungen möglich: Umweltgifte, schädliche Nahrungszusätze, Schwermetalle, Medikamente, aber auch Heil- und auch Giftpflanzen, Entzündungen, Infektionen, Mikronährstoffmangel, Verletzungen der vegetativen Nerven im Hals- oder Bauchbereich, traumatische Erlebnisse und Stoffwechselstörungen können Bildung, Wirkung oder das »Recycling« von Botenstoffen beeinträchtigen, dies umso mehr, je stärker die einzelnen Einflüsse sind und je mehr unterschiedliche Faktoren zusammenwirken. Seelische und neurologische Störungen sind dann wiederum die Folge. Hier wirkt der Körper direkt auf die Seele und nicht umgekehrt. Sie können darauf Einfluss nehmen! Konzentrative Tätigkeiten, Meditation und komplexe geistige und körperliche Tätigkeiten, wie Denksportaufgaben, Schach, Tanz, Aikido, Aerobic und aktives Musizieren halten Ihre Botenstoffe auf Trapp. Die Förderung von Serotonin (siehe Seite 40) sorgt für ein gutes Zusammenspiel der Botenstoffe.

TIPP
Meiden Sie Elektrosmog, etwa durch Mobiltelefone und mobile Haustelefone mit DECT-Technologie, so weit wie möglich, denn viele Frequenzen wirken oft den ganzen Tag auf Ihr Gehirn. Dies kann die Harmonie im Botenstofforchester empfindlich stören und erhöht nach wissenschaftlichen Studien die Gefahr, an Gehirntumoren zu erkranken.

WICHTIG FÜR AUSGEGLICHENE BOTENSTOFFE

Es gibt viele Faktoren, mit denen Sie Ihre Botenstoffe selbst beeinflussen können. Es ist zum Beispiel wichtig, auf eine ausreichende Durchblutung des Gehirns, genügend Schlaf, Licht und regelmäßiges körperliches Training zu achten und sich Entspannung und Freude zu gönnen, damit die Grundlagen für die Botenstoffbildung stimmen. Singen und Musizieren sind hier wahre Glücksbringer. Meiden Sie zudem Nervengifte (siehe Seite 112), sie gehören zu den größten Feinden einer ausgeglichenen Stimmungslage und einer guten Belastungsfähigkeit. Stabilisieren Sie Ihre Botenstoffbildung, die Membranbildung der Nerven und auch die Vernetzungsmöglichkeiten Ihrer Nerven (wichtig für Ihr Lernvermögen) durch die Einnahme von Mikronährstoffen, Membranbaustoffen und Aminosäuren. Achten Sie darüber hinaus auf eine regelmäßige Entgiftung (siehe Seite 121), und pflegen Sie Ihren Darm (siehe Seite 73) – dort werden wichtige Vorstufen der Botenstoffe gebildet.

Serotonin – der Dirigent

Serotonin erfüllt die sehr wichtige Aufgabe, die Funktion der anderen Botenstoffe zu koordinieren und zu steuern, es dirigiert sozusagen das gesamte Konzert der Botenstoffe und kann in verschiedenen Gehirnregionen völlig unterschiedliche Wirkungen entfalten. Mal fördert es andere Botenstoffe, mal hemmt es diese. Es ist darüber hinaus wichtiger Botenstoff für Lernen, Wachstum und Ernährung sowie für die Nervenentgiftung (ganz entscheidend!) und die Vernetzung der Nervenzellen, also für die Anpassungsfähigkeit und die Gesundheit der Nervenzellen. Serotoninreiche Kost und viel Bewegung sind daher in Kindheit und Jugend von großer Bedeutung, aber auch im Erwachsenenalter, insbesondere nach Verletzungen, Schlaganfällen und Operationen, da bei Gehirnwachstum, Stress und Reparaturprozessen mehr Serotonin benötigt wird und heilsam wirkt. Serotonin reduziert durch seine harmonisierenden Wirkungen im Gehirn den Appetit sowie das Verlangen nach Alkohol, Fettem und Süßem und bremst Panikattacken und Depression.

Da die Nervenendigungen von den Botenstoff Serotonin produzierenden Zellen frei in den Zellzwischenräumen enden, sind sie

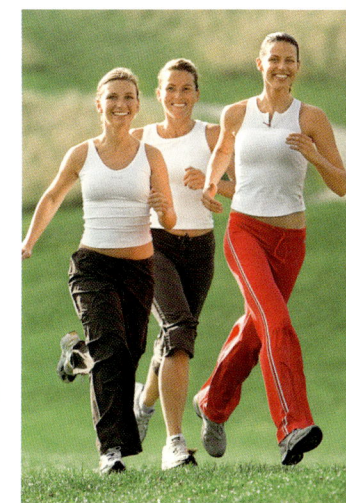

Bewegung im Freien tut Körper und Seele gut.

DAS SEROTONERGE NERVENSYSTEM

Jede serotoninproduzierende Zelle hat circa 500 000 Ausläufer, die einen dichten, sehr kommunikativen Nerventeppich mit Rückkopplung an sich selbst bilden. Dadurch hat das serotonerge Nervensystem eine Eigenregulation, eine hohe Anpassungsfähigkeit, Lernfähigkeit und eine eigene »Intelligenz«. Es übernimmt wichtige Steuerungsfunktionen durch seine weitreichende Vernetzung und kann seinen elektrischen Eigenrhythmus (0,1 – 7 Hz) den anderen Gehirnzellen aufprägen. Es erfüllt also eine dominante Schrittmacherfunktion.

besonders anfällig für Schwermetalle und Umweltgifte und für Gifte von Bakterien, Viren und Entzündungen: Diese lagern sich dort ab, wodurch die Funktion und auch die Leitfähigkeit dieser serotoninproduzierenden Zellen gedrosselt und sogar völlig lahmgelegt werden kann. So kann es zu Nervenfehlfunktionen und zu Serotoninmangelzuständen im Gehirn kommen.

Nicht zu viel und nicht zu wenig

Serotonin verringert Reizbarkeit, Aggressivität und Irritierbarkeit, macht uns zu anpassungsfähigen, kommunikativen Wesen und fördert die Fähigkeit, auch bei komplexen Herausforderungen emotional ausgeglichen und zielgenau zu funktionieren. Wenn jedoch eine bestimmte Menge, etwa durch eine zu durchlässige Blut-Hirn-Schranke wie zum Beispiel bei Nahrungsmittelallergien, überschritten wird, führt Serotonin zu einer Steigerung des Bewegungsdrangs und stimuliert dann das die Fantasie stark anregende dopaminerge Nervensystem (siehe Seite 42). Auf diese Weise kann es sogar zu Wahnvorstellungen, Manie, ADS (Aufmerksamkeitsdefizitstörung) und Hyperkinetik, aber auch zu großer Müdigkeit kommen.

Serotonin wird im Gehirn auch in das schlaffördernde Hormon Melatonin umgewandelt. Wenn Serotonin fehlt, kommt es daher auch oft zu Ein- und Durchschlafstörungen. Da Serotonin die Schmerzempfindlichkeit dämpft, können bei einem plötzlichen Absinken von Serotonin – etwa nach dem Absetzen antidepressiver Medikamente, bei Vitaminmangel, chronischen Infektionen, nach Schlaganfällen oder bei Durchblutungsstörungen – erhebliche Schmerzsyndrome oder auch Depressionen entstehen. Serotoninmangel spielt auch eine entscheidende Rolle bei der Ausprägung und eventuell auch bei der Entstehung von Zwängen, Angst, Aggressionen, Essstörungen und Schlafstörungen.

Serotonin in Körper und Gehirn

Serotonin wird sowohl im Körper (90 Prozent im Darm) als auch im Gehirn aus der essenziellen Aminosäure Tryptophan gebildet. Dafür benötigen die Zellen Energie und Vitamin B_6, Folsäure, Selen, Magnesium und Zink. Mangel an Vitamin B_6 und Folsäure kommen bei circa 20 Prozent der Bevölkerung vor, denn diese beiden Vitamine gehen durch Lagerung und Verarbeitung von Lebensmitteln verloren. Bei all diesen Menschen besteht die Gefahr, dass sie nicht genügend Serotonin in Gehirn und Körper haben. Interessanterweise zeigen – laut anderen Untersuchungen – auch 20 Prozent der Bevölkerung Serotoninmangelzustände.

Das Körperserotonin aus dem Darm wirkt stimulierend auf das Immunsystem, aktiviert die Zellen dort dazu, Viren- und Bakterieninfektionen gleich zu Beginn abzuwehren. Körperserotonin kann die Blut-Hirn-Schranke (siehe Seite 22) normalerweise nicht passieren, lediglich die Vorstufen Tryptophan beziehungsweise 5-Hydroxytryptophan gelangen hindurch. Wenn wir also die Menge an Tryptophan, die wir mit der Nahrung zu uns nehmen, im Verhältnis zu den anderen Aminosäuren der Nahrung steigern (durch das Essen tryptophanreicher Lebensmittel oder durch die Einnahme von Tryptophan), wird die Serotoninbildung im Gehirn merkbar angekurbelt, und das heißt: Auch unsere Stimmung steigt!

TIPP

Johanniskraut wirkt sehr positiv auf den Serotoninspiegel. Es ist nachweislich bei leichten und mittelschweren Depressionen genauso gut wirksam wie ein chemisches Antidepressivum mit weniger Nebenwirkungen. Passionsblume verstärkt die Wirkung von Johanniskraut um ein Vielfaches. Die Kombination mit Melisse, Baldrian oder Hopfen wirkt noch stärker beruhigend und schlaffördernd.

SYMPTOME EINES SEROTONINMANGELS

> seelisch: mangelnde Frustrationstoleranz, erhöhte Reizbarkeit, Aggressivität und Impulsivität sowie Depressivität, Versteinerungsgefühl, Gefühl der inneren Leere, Antriebslosigkeit

> geistig: mangelnde Fähigkeit, mehrere Dinge zu koordinieren, Denkstörungen, Einsilbigkeit, Vergesslichkeit, Wahnvorstellungen

> körperlich: Mundtrockenheit, Schwitzen, Mangel an anderen Botenstoffen, Schlafstörungen, Infektneigung, erhöhte Schmerzwahrnehmung

Es können auch Symptome von Dopamin-, GABA- oder Acetylcholinmangel (siehe Seite 43, 44 und 75) auftreten, wenn Serotonin fehlt, da es fördernd auf diese Botenstoffe einwirkt.

URSACHEN FÜR SEROTONINMANGEL

> Mangel an Tryptophan, Vitamin B_6, Zink, Magnesium, Selen, Folsäure, Chrom, Antioxidantien

> Störungen der Blut-Hirn-Schranke, Folgen von Schleudertraumen, chronische Gehirninfektionen oder Meningitis, Durchblutungsstörungen im Gehirn, Alter, Schlaganfall, Parkinson, Alzheimer

> Nahrungsmittelallergien, Aufnahmestörungen im Darm, Entzündungen, Zuckerkrankheit, Insulin- und Leptinresistenz

> Stress, fehlender Nachtschlaf, chronische Schmerzen

> Nervengifte, Alkohol, Lösungsmittel, Umweltgifte, Drogen (Ecstasy), Neuroleptika, längere Einnahme von Antidepressiva

Tryptophan – Baustoff für den Dirigenten

Der Körper kann Tryptophan nicht selbst herstellen, sondern muss es mit der Nahrung aufnehmen. Der Bedarf liegt bei einem Gesunden mit 70 bis 80 kg Körpergewicht bei 210 bis 240 mg täglich. Bei Menschen mit Übergewicht, nach längeren Diäten, bei chronischen Krankheiten oder nach Infektionen liegt ein erhöhter Bedarf an Tryptophan vor. Tryptophan kommt vermehrt vor in Käse, Fleisch, Sojabohnen, Hülsenfrüchten, Nüssen, Samen, Sesam, Hüttenkäse, Haferflocken, Hirse, Eigelb, Weizenkeimen, Milch, Putenfleisch, schwarzer Schokolade und Bananen.

Mit ganzheitlichen Mitteln Serotonin fördern

> Sorgen Sie für gute Voraussetzungen zur Serotoninbildung: gute Durchblutung, Entschlackung, und genügend Mikronährstoffe (Vitamin B_6, Folsäure, Magnesium, Selen, Zink, Omega-3-Fettsäuren, Tryptophan oder Hydroxytryptophan) und Entspannung.

> Erhöhen Sie die Verfügbarkeit von Serotonin: kurzes Fasten und Eiweißfasten, süße und fette Nahrungsmittel, Bewegung, Förderung der geistigen und körperlichen Beweglichkeit und bei Beschwerden auch durch die Einnahme von Johanniskraut, Ginkgo biloba, Bacopa monieri (jeweils auch einzeln).

> Erhöhen Sie die Bildung von Hydroxytryptophan im Bauchbe-

Tryptophangehalt von Lebensmitteln (in mg pro 100 g)

Getreide	Milch-produkte	Fleisch (reines Muskel-fleisch)	Hülsen-früchte und Ölsaaten	Fisch	Nüsse	Extras
Weizen-keime 330	Parmesan 490	Schwein 310	Sojabohnen, getrocknet 450	Makrele 270	Erdnüsse 330	Spirulina-Algen, getrocknet 639
Weizenkleie 250	Emmentaler 430	Kalb 300	Mungo-bohnen, getrocknet 380	Lachs 260	Haselnüsse 250	Rotalgen, getrocknet 466
Hafer-flocken 210	Edamer 400	Rind 300	Erbsen, getrocknet 350	Forelle 240	Mandeln 170	Bananen 18
Hirse 190	Schafskäse 241	Schaf 352	Sonnen-blumen-kerne 310	Hering 240	Walnüsse 170	Hefeflocken 496
Weizen, ganzes Korn 150	Speise-quark 170	Suppen-huhn 230	Sesamsaat 290	Kabeljau, Dorsch 240	Kürbiskerne 381	Kakaobohne 257
Roggen, ganzes Korn 110	Rahmfrisch-käse 150	Ente 295	Linsen, getrocknet 250	Karpfen 210	Cashew-nüsse, geröstet 370	Kartoffel, gegart 29
Naturreis 90	Vollmilch 80	Pute 247	grüne Erbsen, gegart 38	Ölsardine 210	Pinienkerne 298	Eigelb 245
Eierteig-waren 80	Joghurt 3,5 % 45	Hirsch-salami 253	Leinsamen, geschrotet 439	Rotbarsch 200	Pistazien 190	Milcheiweiß-pulver 1124
Roggenvoll-kornbrot 60	Mozzarella 242	Wildschwein 200	Sonnen-blumen-kernmehl 549		Sesam 250	Holzofenbrot 54

Rohes Sauerkraut tut Leib und Seele gut: Es fördert die guten Bakterien für das Immunsystem im Dünndarm, säuert diesen an und erhöht somit die Bildung von Hydroxytryptophan im Darm. Dies führt zu mehr Serotonin im Gehirn und wirkt so positiv auf Stimmung und Immunsystem. Ein wahrer Muntermacher! Ganz nebenbei fegt es durch seine Ballaststoffe alten Unrat und Pilznester nach draußen und hilft bei der Entgiftung von Schwermetallen. Vorsicht jedoch für alle, die Histamin schlecht vertragen (siehe Seite 74), denn Sauerkraut enthält viel Histamin.

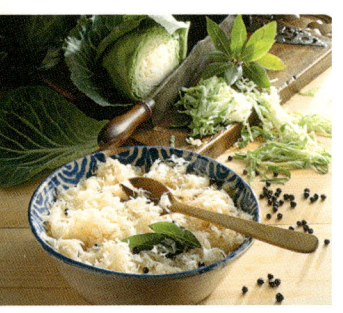

reich durch tryptophanhaltige Nahrungsmittel, Dünndarmansäuerung mit Sauerkraut (2 x pro Woche 200 g roh), Entspannung im Liegen mit Wärmepackungen auf dem Bauch und Massagen.

Dopamin – ein kreativer Solist

Dopamin ist ein weiterer wichtiger Botenstoff unseres Gehirns, auf den wir selbst großen Einfluss nehmen können. Es gilt als der wichtigste Botenstoff für unsere Fantasie und Kreativität. Dopamin wirkt angstlösend, antidepressiv, erzeugt eine leicht gehobene Stimmung und führt zu einem angenehm erhöhten Antrieb auf körperlicher, seelischer wie auch emotionaler Ebene. Es fördert die Spontaneität und wirkt der geistigen Abstumpfung entgegen. Es steigert die Konzentrations- und Reaktionsfähigkeit, Aufmerksamkeit und Wachheit, verbessert die Sinneswahrnehmungen und das klare Denkvermögen. Es regt die Verbrennung an und wirkt so gewichtsreduzierend, stärkt das Immunsystem und ermöglicht und harmonisiert sämtliche Körperbewegungen, da es die Feinmotorik fördert, etwa der Finger und des Gesichts (Mimik).

Bewegung, Spontaneität, Flexibilität, Ausdruck, Kreativität sind die Schlüsselwörter für Dopamin. Unterstützen Sie Ihren Dopaminhaushalt, indem Sie komplexe Bewegungsmuster, Fingerfertigkeit, intellektuelle Wachheit und Gefühlsausdruck – möglichst gleichzeitig – aktivieren, etwa durch Ausdruckstanz, ekstatisches Tanzen, aktives Musizieren, konzentrative, viele Muskelgruppen einschließende und dehnende Bewegungsübungen (wie bei Yoga, Aikido, Tai Ji Quan, Qigong). Des Weiteren wird der Dopaminspiegel auch unterstützt durch Zen-Meditation, aktive Imagination, Visualisierungen und intensives Musikhören.

Dopamin wirkt sich individuell sehr unterschiedlich aus, daher kommt es auch zu sehr unterschiedlicher Verträglichkeit und unterschiedlichen Wirkungen von Neuroleptika, AD(H)S- und Parkinsonmitteln.

Im Übermaß vorkommend, etwa aufgrund der Einnahme von Medikamenten (gegen Parkinson, AD(H)S) oder durch Dopingmittel (Amphetamine), kann Dopamin auch verrückt machen. Sowohl Kokain als auch Koffein verstärken die Wirkung von Dopamin.

Ein Dopaminmangel besteht besonders oft bei Kindern, die sich zu wenig bewegen, Schwermetallbelastungen aufweisen oder an Mikronährstoffmangel, etwa durch schlechte Ernährung oder bei Nahrungsmittelallergien, leiden. Dopamin wird bei Bewegungsarmut verringert gebildet, und es benötigt für seinen Aufbau die Vitamine C, B_6, B_{12} und Folsäure sowie die Spurenelemente Kupfer und Zink. Ein Dopaminmangel geht nicht selten mit AD(H)S (Aufmerksamkeitsdefizit-/Hyperaktivitätsstörung) einher.

Auch bei Erwachsenen wirkt sich Bewegungsmangel nachteilig auf den Dopaminhaushalt aus. Medikamente gegen Psychosen (Neuroleptika) reduzieren ebenfalls das Dopamin im Gehirn und erzeugen parkinsonähnliche Bewegungen.

SYMPTOME EINES DOPAMINMANGELS

> Parkinson, AD(H)S, Depression, CFS (Chronic Fatigue Syndrome = Chronisches Müdigkeitssyndrom), Muskelschwäche
> Wortfindungsstörungen, Konzentrationsstörungen, Vergesslichkeit, Selbstzweifel, Tagesmüdigkeit, Desinteresse, Burn-out-Syndrom, mangelndes sexuelles Interesse, Launenhaftigkeit, Persönlichkeitsveränderungen

Die anderen Botenstoffe – das Orchester

Dirigent und Solist alleine bilden noch kein Orchester. Deshalb seien hier noch einige weitere »Musiker« des Botenstoffkonzerts vorgestellt, genauer, die wichtigsten Neurotransmitter. Informationen über die Körperhormone, die ebenfalls sehr direkten Einfluss auf die Stimmung nehmen können, werden in Zusammenhang mit den dazugehörigen Organen im Kapitel »Wenn Krankheiten Probleme machen« behandelt.

Acetylcholin

Acetylcholin ist der Botenstoff des parasympathischen Nervensystems (siehe Seite 23), welches für den Körperaufbau, die Muskelbewegung, die psychische Entspannung und die Aufnahme

von Nahrung wichtig ist. Er tritt auch im Gehirn auf, vor allem im Großhirn, und ist daher
wichtig für Lernen, Logik, Erinnerung, Denken, Persönlichkeit, Kritikfähigkeit, kurz: für
Bewusstsein, Gedächtnis und Intelligenz. Bei
Acetylcholinmangel kommt es zu Gedächtnisstörungen und alzheimerähnlichen Symptomen. Achtung: Cholesterinsenkende Medikamente können die Bildung von Acetylcholin
beeinträchtigen.

Noradrenalin

Noradrenalin ist der Botenstoff des sympathischen Nervensystems (siehe Seite 23) und
wird unter anderem von den Nebennieren – deutlich vermehrt
bei Angst und Stress – gebildet. Es gilt als sogenanntes Stresshor-
mon. Im Gehirn wirkt es erregend, steigert Wachheit, Denkvermögen, Konzentration und Entscheidungsfähigkeit. Damit wirkt
es stimmungsaufhellend, kann aber auch Angstgefühle vermit-
teln. Im Körper verengt es die kleinen Blutgefäße, erhöht Blut-
druck und Herztätigkeit, steigert den Zuckergehalt von Blut und
Zellen und damit die kurzfristige körperliche Leistungsfähigkeit.
Ein Mangel an Noradrenalin führt zu Antriebslosigkeit und depressiven Zuständen. Oft liegt aber zu viel von dem Stresshor-
mon vor, was auch zu einer schlechteren Durchblutung und einer
schleichenden Übersäuerung im Körper führt (siehe Seite 83).
Stress und Übersäuerung, ausgelöst durch Noradrenalin, werden
durch Kokain und Koffein verstärkt – meiden Sie diese Stoffe! Sie
selbst können Ihr Noradrenalinsystem aktivieren durch Schlaf-
entzug, Reizentzug oder Reizüberflutung, Ausagieren von Ge-
fühlszuständen etwa durch ekstatisches Tanzen, länger dauernde
Extrembelastungen wie zum Beispiel bei Wüstenwanderungen
oder Bergsteigen. Verringernd auf Noradrenalin und damit beruhigend wirken sich aus: Entspannung, Autogenes Training,
Progressive Muskelentspannung nach Jacobson (siehe Bücher Seite 124) und das Wärmekissen auf dem Bauch.

GABA und Endovalium, Endorphine und Enkephaline

GABA (Gamma-Amino-Buttersäure) und das körpereigene Valium Endovalium filtern Reize und schirmen so das Großhirn vor überfordernder Reizüberflutung ab. Ähnlich wie das künstlich hergestellte Valium wirken beide Stoffe antidepressiv, angstlösend, stimmungsaufhellend, emotional beruhigend, machen gleichgültiger gegenüber Problemen, verursachen ein angenehmes leichtes Lebensgefühl und wirken bei Müdigkeit schlafförmig. Endovalium und GABA werden nur bei Bedarf freigesetzt und schnell wieder abgebaut. Sie haben also keine Langzeitwirkung, wie dies bei den entsprechenden Medikamenten der Fall ist, von denen man deshalb schnell abhängig werden kann (siehe auch Seite 57).

Endorphine und Enkephaline sind körpereigene Morphine, also unsere Schmerzkiller und Stimmungsstabilisatoren. Rezeptoren für diese Botenstoffe befinden sich im gesamten Körper und im Gehirn, besonders aber um die Gelenke herum und an Akupunkturpunkten. Akupunktur, Akupressur oder Shiatsu steigern nachweislich die Ausschüttung von Endorphinen und tragen so zur Schmerzlinderung bei vielen Krankheiten bei.

BERUHIGENDE WIRKUNG

Melissentee, Baldrian und Hopfen wirken auf natürliche Weise beruhigend, indem sie die Botenstoffe GABA und Endovalium aktivieren.

SO FÖRDERN SIE GABA, ENDOVALIUM, ENDORPHINE, ENKEPHALINE

> GABA und Endovalium: Entspannungsmethoden wie die Progressive Muskelrelaxation (Muskelentspannung) nach Jacobson, Autogenes Training, entspannende Meditationsformen, Releasing (Methode zum Auflösen begrenzender Gedanken und Verhaltensweisen, siehe Adressen Seite 125), einige Yoga-Übungen, beruhigende, nach innen gerichtete meditative Atemtechniken, Arbeiten mit inneren Bildern, Selbsthypnose und Trancen

> Endorphine und Enkephaline: intensive Berührung von Stellen um die Gelenke und von Akupunkturpunkten (Fingerdrucktechniken, Shiatsu, Gymnastik, Mudras, Yoga, intensive Hand- und Fußgelenksgymnastik, die japanische Kampfkunst Aikido), Massage und Berührung, Lichteinwirkung, Ausdauertraining, das möglichst das Skelett belastet (Marathon, Bodybuilding), kalte oder heiße Bäder, Kälteanwendung und andere physikalische Maßnahmen

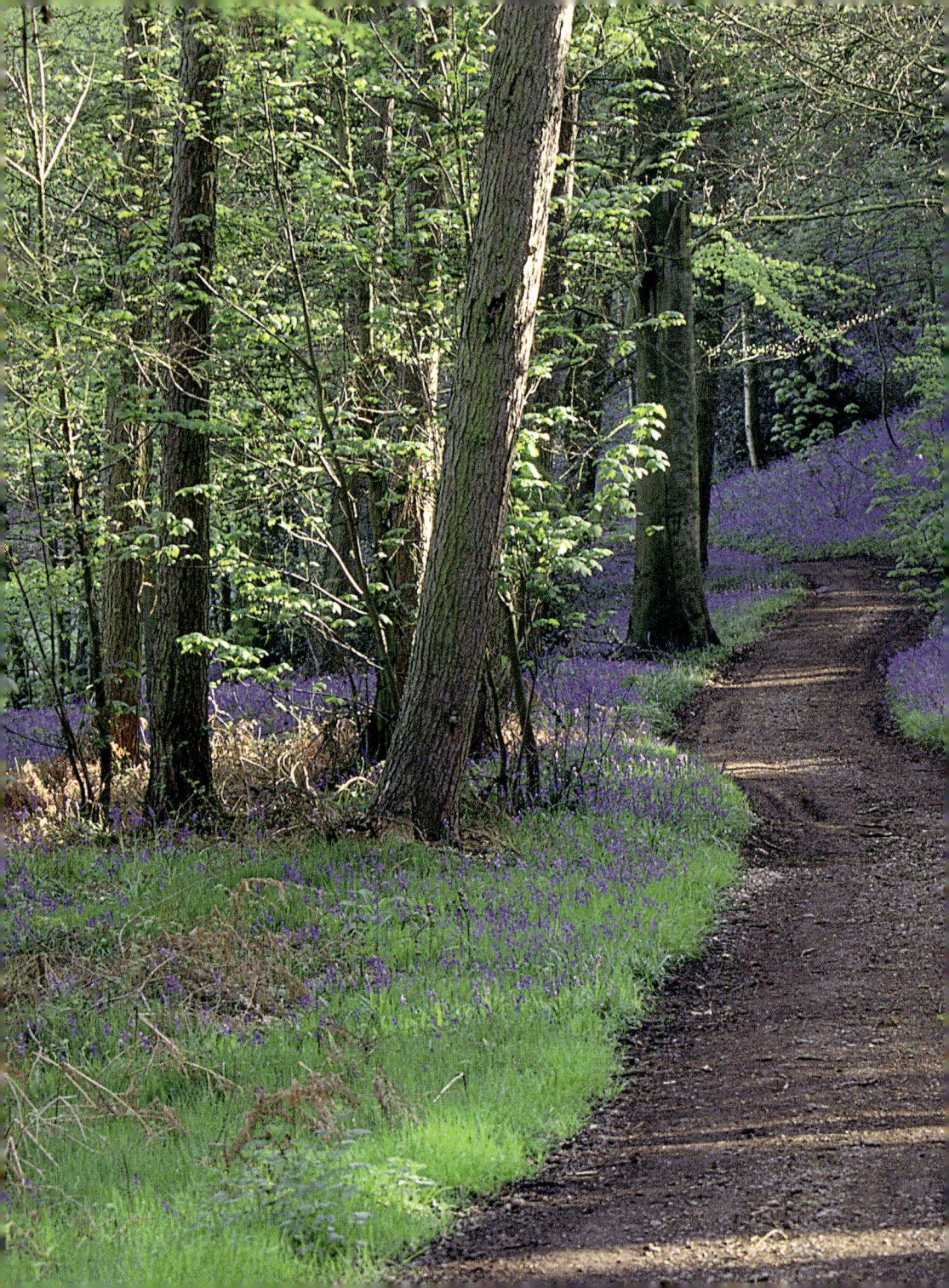

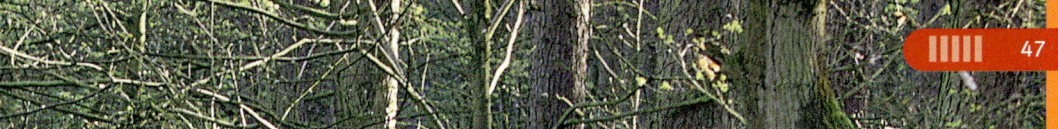

KÖRPER UND SEELE – GEMEINSAM SIND SIE STARK

Von der einfachen Bewegungsübung über bestimmte Ernährungsweisen bis hin zur gründlichen Körperentgiftung – Sie können selbst viel für Ihr körperliches und seelisches Wohlbefinden tun.

Was Körper und Seele stört 48

Wenn Stoffe fehlen 64

Zu viel hinein – zu wenig heraus 82

Wenn Krankheiten Probleme machen 96

Gifte für Gehirn und Nerven 110

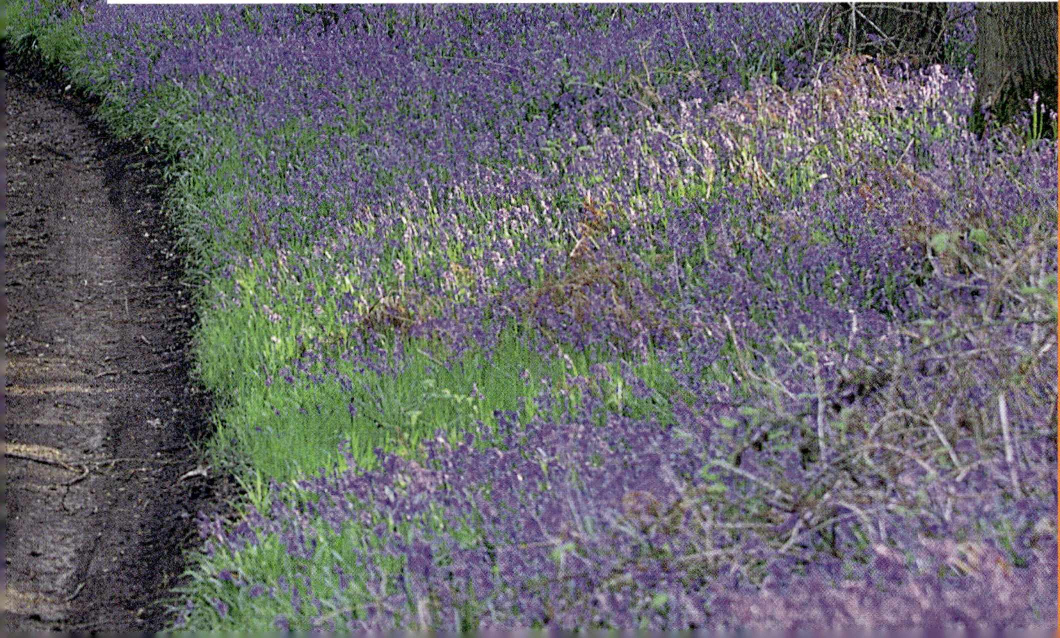

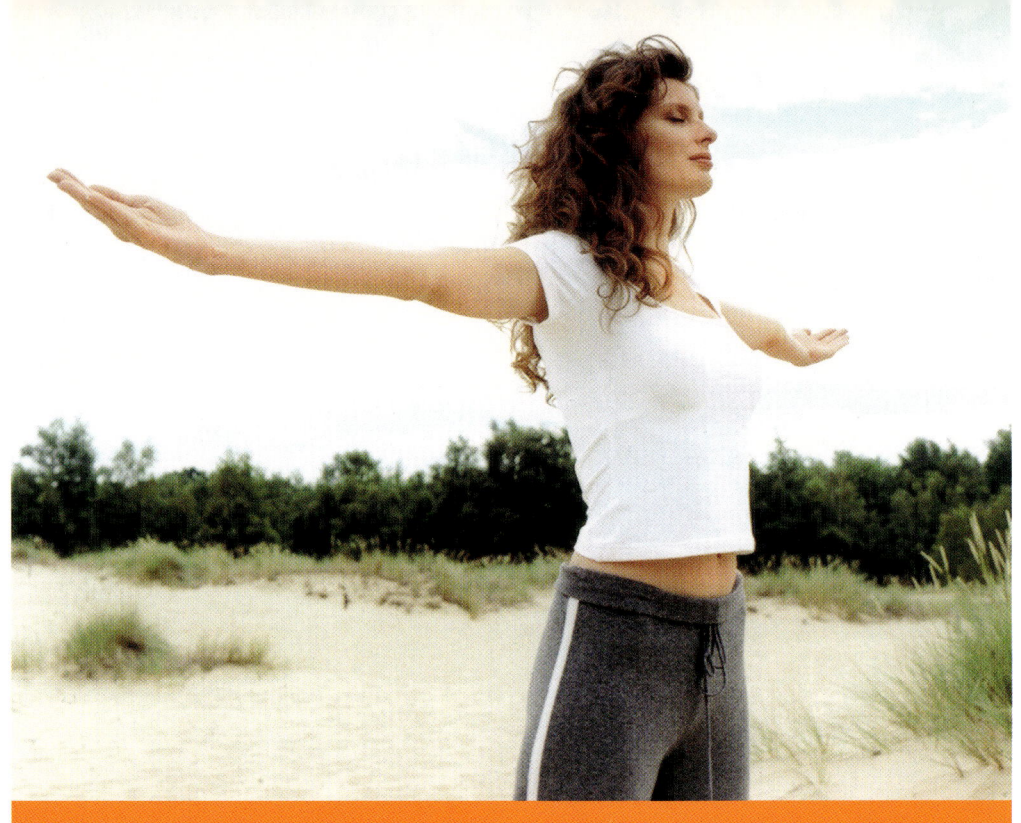

Was Körper und Seele stört

Ein Luft- und Lichtbad im Freien sowie Bewegung hellen die Stimmung auf und sorgen für seelische Stabilität.

Licht, Schlaf und Bewegung wirken auf die menschliche Seele wie ein Lebenselixier. Ein Mangel daran beeinträchtigt hingegen nicht nur den Körper, sondern auch die seelische Gesundheit: Die Botenstoffe im Gehirn und der Stoffwechsel von Nerven und Organen geraten aus dem Gleis. Auch Belastungen durch Krankheiten, Medikamente, Operationen und Narben haben Auswirkungen auf die Psyche. Dieses Kapitel informiert Sie über die wichtigsten Zusammenhänge und gibt viele praktische Tipps, wie

Sie selbst wirksam gegen schädliche Einflüsse vorgehen und Ihr seelisches Wohlbefinden mit natürlichen Maßnahmen stärken können.

Lichtmangel

Licht ist eine wichtige Antriebsquelle für Körper und Seele. Über die Augen und die Haut kann Licht von uns aufgenommen werden. Es beeinflusst die Bildung von vielen, für ein stabiles Seelenleben notwendigen Botenstoffen, etwa MSH (melanozytenstimulierendes Hormon), Serotonin und die körpereigenen Morphine. Auch die Bildung von aktivem Vitamin D im Stoffwechsel geschieht nur bei ausreichender Tageslichteinwirkung oder wenn das volle Spektrum des Tageslichts durch eine Vollspektrum-Tageslichtlampe (siehe Adressen Seite 125) geliefert wird. Die lichtabhängige MSH-Bildung kann man leicht daran erkennen, dass die Haut dabei Pigmente bildet und sich braun färbt. Bei der Herstellung von MSH entstehen in einem Zwischenschritt die schmerzstillenden und stimmungsaufhellenden Endorphine (siehe Seite 45). Licht bremst außerdem das schlaffördernde Hormon Melatonin, das für die Müdigkeit verantwortlich ist, hält uns also auch wach.

WICHTIG
Wenn es Ihnen bei Sonneneinstrahlung beziehungsweise unter freiem Himmel unmittelbar besser geht, kann dies ein Hinweis auf Vitamin-D- und Lichtmangel sein.

SYMPTOME FÜR LICHTMANGEL

> Ein Absinken der Botenstoffmengen (Serotonin, Endorphine und Melatonin) in Nerven und Gehirn führt zu Depressionen, erhöhter Schmerzempfindlichkeit, Schlafstörungen (zu viel und zu wenig), Ängsten und vielen anderen seelischen Beschwerden.

> Eine verringerte Schilddrüsenfunktion führt zu Depressionen, Erschöpfung, Ängsten, Infektanfälligkeit, Kälteempfindlichkeit, Reizbarkeit, allgemeiner Verlangsamung,

Konzentrations- und Gedächtnisstörungen (siehe auch Seite 102).

> Vitamin-D- und Calcium-Mangel führen zu Schwäche, übergroßer Ängstlichkeit, Depressivität, Tagesmüdigkeit, Störungen des Schlaf-Wach-Rhythmus, erhöhter Schmerz- und Kälteempfindlichkeit, rauer und trockener Haut sowie zu Knochenverformungen (Rachitis), erhöhter Knochenbruchgefahr (Osteoporose) und einer Neigung zu Infektionen.

Eine helle Freude: Vollspektrumlicht

Wir benötigen das volle Spektrum des Sonnenlichts über mindestens drei Stunden täglich, um gesund zu bleiben. Wer sich viel in geschlossenen Räumen aufhalten muss, sollte diese mit Vollspektrumlampen oder Vollspektrumröhren ausstatten. Übliche Glühbirnen und Neonröhren geben nur einen geringen Teil des notwendigen Lichtspektrums ab. Der Einsatz von Vollspektrumlampen täglich über fünf bis sechs Stunden ist sinnvoll bei Müdigkeit, Abgeschlagenheit, depressiven Verstimmungen sowie bei Infekten, die vorwiegend zwischen November und April auftreten, bei Osteoporose, chronischen Krankheiten und Schmerzen, die das Bewegen an frischer Luft erschweren, bei Bettlägerigkeit sowie für (Nahrungsmittel-)Allergiker.

Die Winterdepression

Einen Spezialfall der Wirkung von Licht auf die Psyche stellt die sogenannte saisonale oder Winterdepression dar, die im Norden Europas sehr häufig auftritt und viele Menschen in der Zeit zwischen November und April belastet. Sie geht außer mit depressiver Stimmungslage oft einher mit verstärktem Hunger nach Süßem, erhöhtem Schlafbedürfnis, Schlafstörungen, Infektanfälligkeit und Erschöpfung. Bei den Betroffenen findet sich außer einem Mangel an Vitamin D (ab Dezember, niedrigste Werte im Februar) meist noch ein Mangel an anderen Mikronährstoffen, etwa Selen, Zink (als Orotat), Calcium, Magnesium, Vitamin-B-Komplex, Vitamin C und darüber hinaus oft auch am Schilddrüsenhormon Thyroxin (siehe auch das Kapitel »Wenn Stoffe fehlen«). Um einer Winterdepression vorzubeugen, nehmen Sie die oben genannten Mikronährstoffe, am besten in Form von Kombipräparaten, ein. Gönnen Sie sich außerdem mehrere Stunden täglich Licht oder Vollspektrumlicht und aktivieren Sie Ihre Botenstoffe Dopamin und Serotonin (Seite 40 und 42). Unterstützen Sie Ihren Stoffwechsel mit einer kleinen Darm- oder Leberentgiftungskur (siehe Seite 73 und 99). Dann hat dieses Relikt des Winterschlafs bald keine Chance mehr, auf Ihre Stimmung zu drücken.

ERFOLGSTIPP

Bei Winterdepressionen ist es sinnvoll, Vitamin D, B$_{12}$ und B$_6$, Zink, Selen sowie Magensäure, Nahrungsmittelallergien, Schilddrüsenwerte und Schilddrüsen-Autoantikörper untersuchen zu lassen. Zur Behandlung sind sehr hohe Lichtintensitäten erforderlich (Lichttherapie). Manchmal hilft auch eine kleine Menge (25 μg) Schilddrüsenhormon (rezeptpflichtig).

Schlafmangel

Ein gesunder Tag-Nacht-Rhythmus ist unentbehrlich für die seelische und körperliche Regeneration und damit für die Gesundheit und Leistungsfähigkeit. Entsprechende Störungen machen sehr oft krank: Bei Menschen, die im Schichtdienst arbeiten, kommt es dreimal häufiger als bei Tagarbeitern zu schweren, chronischen Müdigkeitserscheinungen. Schichtarbeiter erkranken auffällig häufig an vegetativ bedingten und oft als psychosomatisch eingeordneten Erkrankungen wie Gastritis, Schlafstörungen oder Bluthochdruck. Und das Risiko, einen bösartigen Tumor der Brust zu bekommen, steigt bei Krankenschwestern bereits nach sechs Monaten Schichtdienst um 70 Prozent. Auch Mütter von kleinen Kindern, die nachts oft aufstehen müssen, leiden häufig an Erschöpfungs- und Burn-out-Symptomen: zunehmende Gleichgültigkeit, Gedächtnisschwäche, Konzentrationsstörungen, chronische Infektionen und Depressionen.

Folgen von zu wenig Schlaf

> Die für die Regeneration von Körper und Seele wichtigen Botenstoffe STH und Serotonin werden verringert gebildet. Es kommt zu vorzeitiger Alterung und Serotoninmangelsymptomen.

> Auch die antidepressiven Botenstoffe Adrenalin, Oxytocin, Acetylcholin und DHEA werden weniger gebildet. Erschöpfung, Depressivität, Antriebslosigkeit, Reizbarkeit, Lern-, Denk- und Gedächtnisstörungen, seelische Beschwerden bis hin zu Psychosen, vorzeitige Alterung, allgemeine Verlangsamung, vermehrte Fehlleistungen, faltige Haut und vorzeitiger Abbau von Muskulatur können die Folge sein.

> Der nächtliche Stressabbau im Körper kann nicht oder nicht lange genug stattfinden, es kommt zu Übersäuerung (siehe Seite 81) und einer Schwächung des Immunsystems.

So schlafen Sie leichter ein

> Dunkeln Sie Ihr Schlafzimmer weitgehend ab.

> Verzichten Sie für mehrere Tage auf Kaffee, grünen und

TIPP

Ein leicht gesüßter Melissen- oder Roibuschtee vor dem Zubettgehen in Verbindung mit einer Wärmflasche im Nacken oder auf dem Bauch fördert das Einschlafen.

schwarzen Tee sowie auf andere koffeinhaltige Getränke und Speisen.

> Fördern Sie die Produktion des Schlafhormons Melatonin, welches aus Serotonin und Tryptophan gebildet wird, durch das Essen von tryptophanreichen Nahrungsmitteln (Käse mit etwas Marmelade, schwarze Schokolade oder Getreidepfannkuchen) und durch weitere Maßnahmen zur Förderung des Serotoninspiegels im Gehirn (siehe Seite 40).

Bewegungsmangel

WICHTIG
Die neurobiologische Forschung zeigt, dass durch Bewegung seelische Prozesse, körperliche Entwicklung, Intelligenz, Lernen, die Stimmung und das Immunsystem gefördert und gestärkt werden können. Denn Bewegung aktiviert die Botenstoffe Dopamin, Adrenalin, Serotonin und Acetylcholin im Gehirn.

Abwechslungsreiche Bewegung ist ein wichtiges Grundbedürfnis, ähnlich wie Sexualität und Schlaf, und extrem wichtig für die seelische Ausgeglichenheit. Zu wenig oder einseitige Bewegung führt im Gehirn zu einer Verringerung von Dopamin, Serotonin und Acetylcholin. Dadurch vermindern sich intellektuelle Leistungsfähigkeit, Konzentrationsfähigkeit, Kreativität, Fantasie sowie die Fähigkeit zu komplexen Denkleistungen. Depressivität, Antriebslosigkeit, Ängstlichkeit und leicht schwankende Stimmungen sind mögliche Symptome. Natürlich verringert sich durch zu wenig Bewegung auch die Durchblutung in Gewebe und Gehirn, und Nährstoffe erreichen die Zellen nur noch schwer. Die Folge sind vermehrt Schlacken im Zellzwischenraum (siehe Seite 85) und außerdem meist eine schleichende Gewichtszunahme, Übersäuerung (siehe Seite 83 und 93), noch mehr »Bequemlichkeit« und eine schnellere Alterung.

Umgekehrt ist ausreichende Bewegung ein Jungbrunnen für Körper und Seele und ein wahrer Turbomotor für die Lebensfreude. Schon ein tägliches Bewegungsprogramm von fünf bis zehn oder noch besser 30 Minuten aktiviert Glück erzeugende Botenstoffe und kurbelt die Energiegewinnung an: Die Zellen nehmen mehr Nährstoffe auf (siehe Seite 27), abgelagerte Schlacken, Säuren und Gifte kommen in Bewegung, können leichter abgebaut und ausgeschieden werden. Die Lungen- und die Hautatmung verstärkt sich, das Immunsystem funktioniert besser, die Stimmung steigt, und sogar Arthrosegelenke erfahren Linderung. Konzentrative komplexe Bewegungsabläufe, wie bei Yoga, Kampfsport,

SEELE UND BEWEGUNG

Bestimmte Gefühle lösen bestimmte Bewegungen, etwa in der Mimik, aus. Aber es funktioniert auch andersherum: Sobald Sie zum Beispiel lachen, werden automatisch froh stimmende Botenstoffe ausgeschüttet. Im Lachyoga wird dieser Effekt genutzt, um die Seele und den Körper wieder ins Gleichgewicht zu bringen. Das Gehirn hat aber auch spezielle Zentren für große Bewegungen. Ausgefeilte Bewegungslehren wie Kinesiologie, Feldenkrais, Yoga, Qigong, Tai Ji Quan, Aikido, Karate und Heileurythmie sowie einige Tanzformen enthalten sehr viel Wissen über diese Zusammenhänge und geben uns wichtige Mittel an die Hand, sowohl Organfunktionen als auch seelische Vorgänge auf natürlichem Weg zu verändern.

Tanz, Musizieren, fördern intensiv Stimmung, Gedächtnis, Kreativität und Intelligenz.

Bewegung bei körperlichen Einschränkungen

Gerade ältere Menschen und alle, die unter körperlichen Einschränkungen, etwa Lähmung, Bettlägerigkeit, chronischem Müdigkeitssyndrom, leiden, brauchen Bewegung, um schneller gesund oder gesünder zu werden. Der Einsatz einer Qi-Maschine, die die Beine sanft, aber nachhaltig in Schwung bringt, kommt bei stärkeren körperlichen Beeinträchtigungen infrage (siehe Adressen Seite 125). Regelmäßige Krankengymnastik mit Muskel- und Gelenkdehnungen ist für solche Kranke unverzichtbar.

WICHTIG
Übungen aus der Kinesiologie, dem Qigong oder Tai Ji Quan sowie Wandern und Schwimmen sind für Menschen aller Altersgruppen leicht durchführbar.

Überkreuzbewegungen

Seelische Entspannung und die Verarbeitung belastender Ereignisse, also die »seelische Verdauung« und Stressabbau, gelingen besser, wenn man rhythmische Überkreuzbewegungen in Verbindung mit frei hin und her schweifendem Blick ausführt, wie dies etwa bei Nordic Walking, Pilates, Joggen, Aerobic, beim Tanzen von Salsa und langsamem Walzer oder auch bei der Gartenarbeit der Fall ist: Hände und Füße werden gleichzeitig und über Kreuz eingesetzt. Solche Bewegungen wirken heilsam, Schmerzen oder Depressionen konnten oft dadurch gelindert werden.

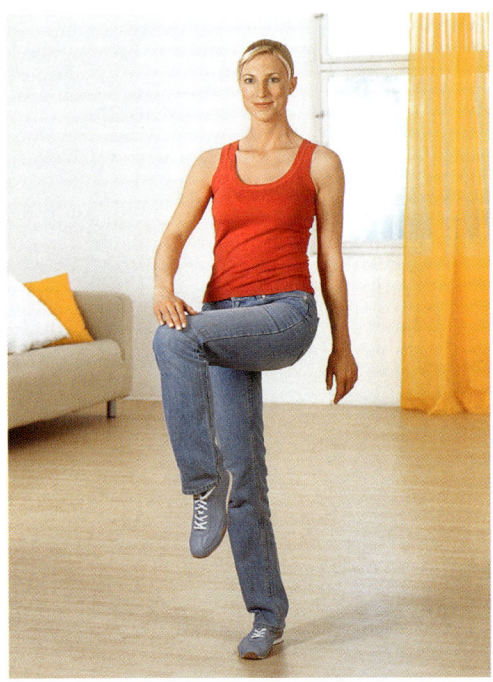

Überkreuzbewegungen aktivieren beide Gehirnhälften im rhythmischen Wechsel und helfen bei seelischem Stressabbau.

Überkreuzbewegungen zu Hause

Die folgende Überkreuzübung können Sie leicht mehrmals am Tag zu Hause ausführen (jeweils zwei bis fünf Minuten).

> Denken Sie an ein Sie gerade belastendes Ereignis und beginnen Sie auf der Stelle zu gehen.
> Heben Sie dabei das rechte Knie an und berühren Sie es leicht mit der linken Hand, wechseln Sie dann die Seite, sodass die rechte Hand das linke Knie leicht berührt.
> Wechseln Sie immer wieder die Seiten, sodass ein flüssiger Bewegungsablauf entsteht.
> Lassen Sie Ihre Augen dabei von einer Zimmerecke zur nächsten wandern, etwa sechsmal im und sechsmal entgegen dem Uhrzeigersinn, das reduziert Stress noch schneller.
> Summen oder singen Sie, während Sie die Übung ausführen, das verstärkt den Effekt.

Belastung durch Medikamente

Viele Medikamente wirken nicht nur in der gewünschten Weise, sondern greifen auch störend in den Organ- oder Nervenstoffwechsel ein und erzeugen so chronischen Energiemangel und seelische Erkrankungen als Nebenwirkungen, etwa indem sie dem Körper Mineralien, Vitamine und Botenstoffe entziehen. Antibabypille, Cortison, Entwässerungstabletten, Herzmedikamente, Rheumamittel, Magensäureblocker, Psychopharmaka und Beta-Blocker sind hier stellvertretend für viele zu nennen. Diese Medikamente beeinflussen das vegetative Nervensystem, den Hormonhaushalt oder das Immunsystem, und auf diesem Wege wirken sie auf die Organe und Botenstoffe ein und damit auch auf das Seelenleben. Lesen Sie daher beim Auftreten seelischer Beeinträchtigungen die Beipackzettel aller Ihrer Medikamente nochmals sehr aufmerksam durch.

Unerwünschte Nebenwirkungen

Im Folgenden werden die unerwünschten Nebenwirkungen von Medikamenten oder Medikamentengruppen beziehungsweise von Wirkstoffen genauer unter die Lupe genommen.

Beta-Blocker

Beta-Blocker wirken einem erhöhten Stresstonus des vegetativen Nervensystems entgegen. Leider passt sich der Körper an die Einnahme an, und es werden immer mehr Beta-Rezeptoren gebildet, was ja durch die Medikamente blockiert werden sollte. Offensichtlich versucht hier der Körper ein bestimmtes Soll zu erreichen und lässt sich nicht in diesem Ziel beirren. Damit verlieren die Beta-Blocker teilweise ihre Wirkung, und es kann zu überschießenden Reaktionen, zum erneuten Auftreten der Ursprungsprobleme sowie zu Stress- und Panikreaktionen kommen. Beta-Blocker dürfen auf keinen Fall von heute auf morgen, sondern müssen ausschleichend abgesetzt werden, da es besonders beim Absetzen des Medikaments zu überschießenden Reaktionen des vegetativen Nervensystems kommen kann.

Augentropfen

Augentropfen enthalten sehr oft Atropin oder Beta-Blocker. Atropin blockiert die Wirkung von Acetylcholin und wirkt damit negativ auf Denken, Entspannungsfähigkeit und auf die Verdauung. Intellektuelle Ausfälle bis hin zu alzheimerähnlichen Symptomen können die Folge sein.

Antibabypille

Durch die Einnahme der Pille erhöht sich der Bedarf an Vitamin B_6, Magnesium, Zink und Folsäure. Wird dieser nicht gedeckt, kann es zu Stimmungsschwankungen, aber auch zu schweren psychischen und körperlichen Erkrankungen kommen sowie zur Entwicklung von Thrombosen, Unterfunktionen der Schilddrüse, Unfruchtbarkeit oder Fehlgeburten bei späteren Schwangerschaften. Circa 10 000 Schlaganfälle jährlich in Deutschland sind Folge der Pilleneinnahme ohne Vitaminschutz.

WICHTIG
Psychische Instabilität und Krankheiten jeder Art, Süchte, Verwirrungszustände, Denkstörungen oder ein vorzeitiger Gehirnabbau können als Nebenwirkungen von Medikamenteneinnahme auftreten. Und nicht nur die Wirkstoffe, auch die Zusatzstoffe von Medikamenten können über Allergien und Unverträglichkeiten seelische Beschwerden auslösen.

ERFOLGSTIPP

Wenn Sie die Pille einnehmen, sollten Sie folgende Mikronährstoffe ergänzen: täglich Vitamin B-Komplex (je 10 bis 30 mg und 10–30 µg für B_{12}), Folsäure mindestens 400 µg täglich, Magnesium (400 mg täglich) sowie mindestens dreimal 20 mg Zink pro Woche.

Cortison

Dieses Hormon wird in den Nebennieren gebildet. Wenn es als Medikament eingenommen wird, führt es oft zur Unterdrückung der körpereigenen Cortisonproduktion und beeinflusst damit negativ viele andere Körperhormone (Sexualhormone, Schilddrüsenhormone, Insulin). Es wirkt daher – individuell unterschiedlich stark – auf die Psyche. Nicht selten steigt durch Cortisoneinnahme der Blutzuckerspiegel an, da die Insulinwirkung blockiert wird. Das wiederum wirkt sich negativ auf den Serotoninspiegel im Gehirn und den Nervenstoffwechsel aus. Es kann zu Depressionen, Psychosen und Krampfanfällen kommen. Leichtere Nebenwirkungen sind Energiemangel und Schwäche, gesteigerter Appetit, gelegentlich aber auch unrealistische euphorische Gefühle. Achtung beim Absetzen: Die Dosis muss in aller Regel langsam reduziert werden.

Psychopharmaka

»Psychopharmaka« ist der Oberbegriff für Antidepressiva, Neuroleptika, Beruhigungsmittel, Schlafmittel, Epilepsiemittel und auch Anti-Hyperkinetikmittel. Die körperlichen und seelischen Nebenwirkungen dieser Medikamente sind sehr ausgeprägt, da sie die Botenstoffbildung im Gehirn stark verändern, die körpereigene Selbstregulation damit sehr beeinträchtigen und negativ auf das Immunsystem wirken. Sie greifen tief in das Denken und Fühlen der Patienten ein. Da sie nicht auf den individuellen »Orchesterklang der Gefühle« abgestimmt werden können, kann ihre Einnahme – gar nicht selten – zu Depressionen, Verlangsamung und Persönlichkeitsveränderungen, Bewegungsstörungen, Empfindungsstörungen, Gewöhnungen und Suchtentwicklungen führen, die das Arbeits- und Sozialleben der Patienten stark belasten. Da sie ähnlich wie Beta-Blocker im Gehirn die Anzahl der Rezeptoren verringern, ist das Absetzen von Psychopharmaka oft schwierig. Die mit ihnen behandelten Symptome können wieder aufflammen, beim Absetzen von Antidepressiva können sogar schwere, durch Serotoninmangel ausgelöste Schmerzzustände auftreten: Der Körper hatte sich durch eine verringerte Zahl von Rezeptoren an die Einnahme des Antidepressivums angepasst, wird es abgesetzt, kommt weniger Serotonin in den Nerven an.

> Beruhigungsmittel: Viele klassische Beruhigungsmittel, wie Diazepam, Nitrazepam, Oxazepam und andere -zepame, wirken negativ auf Leber, Atmung, Reaktionsgeschwindigkeit, Herz und Kreislauf. Sie erzeugen damit wiederum depressive Störungen und können vorzeitige Verwirrung im Alter auslösen. Auch die Gefahr der Suchtentwicklung und der Wechselwirkungen mit anderen Medikamenten ist hier sehr hoch.

> Neuroleptika: Sexual- und Schilddrüsenhormone, insbesondere das seelisch stabilisierende Östrogen, werden durch die Einnahme von Neuroleptika, also Medikamenten, die zur Behandlung von Psychosen eingesetzt werden, blockiert. Sie bewirken zudem eine Verringerung des fantasieanregenden Dopamins sowie des Serotonins im Gehirn und können so schwere Depressionen, Verwirrungszustände, seelische Abstumpfung, Übergewicht, Immunstörungen, Blutbildstörungen, parkinsonähnliche Zustände und schnelleren Gehirnabbau auslösen. Leider bleiben bei Neuroleptika manche der Nebenwirkungen auch nach dem Absetzen der Medikamente auf Dauer erhalten.

> Klassische Antidepressiva: Sie erhöhen die Konzentration von Serotonin und Noradrenalin im Gehirn auf Kosten der Acetylcholinwirkung. Dabei wirken sie sehr oft negativ auf das Herz und können Konzentrationsstörungen, Reaktionsmangel, Gedächtnisstörungen, Verwirrung, Mundtrockenheit, Herzklopfen, Herzschwäche, Blutdruckkrisen, Sehstörungen, Verstopfung und Gewichtszunahme auslösen. Sie sollten insbesondere bei älteren Menschen sehr vorsichtig dosiert werden.

> Moderne Antidepressiva: Diese sogenannten »Serotoninwiederaufnahmehemmer« wirken ausschließlich auf das Serotoninsystem und haben weniger Nebenwirkungen.

Trotz aller Nachteile sind Psychopharmaka in Akutsituationen oft sehr hilfreich und notwendig. Nicht selten jedoch ist ihre Einnahme vermeidbar, wenn die wahren Ursachen der psychischen Beschwerden gefunden und behandelt und die körpereigenen Selbstheilungskräfte aktiviert werden.

WICHTIG

Die Dosierung von Psychopharmaka muss unbedingt individuell auf den Patienten abgestimmt werden, denn die Botenstoffsysteme und Entgiftungsenzyme der Leber sind bei jedem Menschen anders. Das Absetzen von Psychopharmaka darf nur schrittweise und am besten unter ärztlicher Aufsicht durchgeführt werden, da der Körper sich an die Einnahme gewöhnt hat.

Mikronährstoffmangel durch Medikamente

Medikamente entziehen dem Körper wichtige Mineralstoffe und Vitamine.

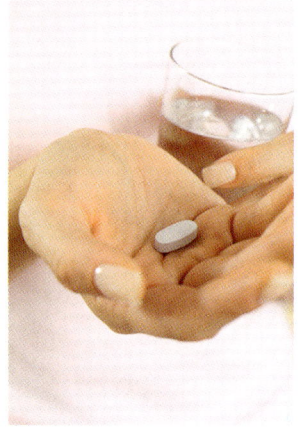

Durch Medikamenteneinnahme werden nicht nur die Organe belastet, auch die körpereigene Entgiftungskapazität wird überstrapaziert und die Aufnahme von manchen Mikronährstoffen (vor allem Vitamin B_{12}) behindert. Dies und der erhöhte Mikronährstoffverbrauch, der durch den Abbau der Medikamente entsteht, führt häufig zu zusätzlichem Mikronährstoffmangel. Darüber hinaus kann der Meridian-Energiefluss der Organe (siehe Seite 31) und damit das seelische Erleben stark beeinträchtigt werden. Nehmen Sie auf jeden Fall regelmäßig Multimineral- und Multivitaminpräparate ein, wenn Sie auf Medikamente angewiesen sind. Hier hilft Ihnen auch die Checkliste »Risiken für Nährstoffmangel« auf Seite 78 weiter.

Verträglichkeit und Wirksamkeit für alle gleich?

Medikamententests werden gewöhnlich an gesunden, jungen Männern durchgeführt. Daher ist unbekannt, wie die Medikamente im Körper von Menschen wirken, die eine andere und oft

VITAMIN-, CHOLIN- UND MINERALIENRÄUBER

> Folsäureräuber: Acetylsalicylsäure, Alkohol, Tuberkulosemittel, Chemotherapeutika, Antirheumatika, Antibabypille
> Vitamin-B_6-Räuber: Antibabypille, Östrogene, Insoniacid, Strahlen-, Chemotherapie, Rheumamittel
> Biotin-Räuber: Antibiotika, Alkohol, Konservierungsstoffe, Östrogene
> Vitamin-B_{12}-Räuber (wenn sie regelmäßig und mehr als circa zwei Monate eingenommen werden): Basenpulver, Magensäureblocker, Chemotherapeutika, Antibabypille (wenn diese Medikamente notwendig sind,

sollte Vitamin B_{12} 1 x pro Woche per Injektion zugeführt werden)
> Cholinräuber, also Räuber von Membranaufbaustoffen im Gehirn, verringern auch den Gehalt von Q10 und L-Carnitin am Herzen: cholesterinsenkende Medikamente; sie können zu einer schnellen Alterung und reduzierten Gehirnleistungen führen (auf Beipackzetteln wird daher von einer Einnahme ab dem 70. Lebensjahr gewarnt)
> Mineralienräuber: Entwässerungsmittel, wenn sie länger eingenommen werden (Kalium); Alkohol und Koffein (Magnesium)

deutlich geringere Entgiftungskapazität haben, also etwa Frauen, alte Menschen, Kinder, chronisch Kranke sowie Menschen, die im Durchschnitt deutlich mehr oder deutlich weniger Alkohol als diese Testpersonen trinken, und alle, die mehrere Medikamente gleichzeitig einnehmen müssen oder deren Leber, Nieren oder Lungen nicht mehr optimal funktionieren. Wechselwirkungen mit anderen Medikamenten sind oft nicht abschätzbar und bergen ein großes Risiko körperlicher und seelischer Nebenwirkungen.

In einigen Fällen verschwanden bei älteren Menschen Verwirrung und sogar komatöse Zustände, nachdem mehrere Herzmedikamente, die zusammen eingenommen worden waren, reduziert oder weggelassen wurden. Brechen Sie trotzdem keinesfalls die Einnahme lebenswichtiger (Herz-)Medikamente ohne ärztliche Überwachung ab. Ihre Symptome können sich drastisch verschlechtern, und Ihr Leben könnte in Gefahr sein!

Besonders problematisch wird die Medikamenteneinnahme, falls Sie zu den sogenannten »langsamen Entgiftern« gehören, deren Entgiftungsenzyme wegen Mikronährstoffmangel oder Schwermetallbelastung zu wenig arbeiten oder die genetisch bedingt weniger Entgiftungsenzyme haben. Dosierungsangaben der Hersteller sollten daher unbedingt kritisch überprüft und der Verträglichkeit des einzelnen Patienten angepasst werden. Dies kann sogar bedeuten, dass nur ein Zehntel der angegebenen Menge bereits die optimale Wirkung erreicht.

WICHTIG

Wenn Sie Medikamente, Kaffee oder Alkohol schlecht vertragen, funktionieren möglicherweise Ihre Entgiftungsenzyme nicht richtig (diese können Sie durch Labortests bestimmen lassen, siehe Adressen Seite 126). Oft stecken Schwermetallbelastungen (siehe Seite 114), chronische Leberinfektionen (siehe Seite 98) oder Mikronährstoffmangel (siehe Seite 64) dahinter.

Operationen

Oft treten direkt nach Operationen oder kurze Zeit später seelische Beschwerden auf, die meist nicht mit der Operation in Verbindung gebracht werden, trotzdem aber mit ihr zusammenhängen können:

> Blutverluste und auch die Nebenwirkungen einer Narkose, die Leber und Gehirn schwer belasten und Mikronährstoffe verbrauchen, können zu schweren Depressionen, Psychosen oder Erschöpfungszuständen führen. Der Nährstoffcocktail im Erfolgstipp auf Seite 103 hilft Ihnen, diese Belastungen besser zu überstehen.

> Eine Verletzung oder Entfernung von Organen kann sich einerseits negativ auf die Hormonproduktion und die Organfunktionen selbst auswirken und bringt andererseits die Psyche – oft bei einer Herzoperation – aus der Balance, da ja jedes Organ über das Meridiansystem seinen wichtigen Beitrag zum seelischen Gleichgewicht leistet (siehe Seite 31).

> Operationsschnitte und spätere Narben können die Informationsübermittlung auf den Meridianleitungsbahnen im Gewebe stören und hier als Langzeitfolge der Operation zu Organfehlfunktionen, emotionalen Einbrüchen, Denkstörungen, Schwindel, Angst, Schmerzen und Energieverlust führen.

> Infektionen nach einer Operation können durch ihre Bakterien- und Virengifte zu einer erheblichen Belastung des Nervensystems, der Botenstoffe, der Organe und des Immunsystems führen, was sich negativ auf das seelische und körperliche Befinden auswirkt und für die Stimmung wichtige Mikronährstoffe verbraucht.

> Häufig sind Narkosen beim Beginn von Operationen nicht tief genug und/oder werden zu früh ausgeleitet, sodass halb bewusst oder unbewusst starke Schmerzen erlebt werden. Es kommt zu einer Traumatisierung, ohne dass man sich an das auslösende Erlebnis erinnern kann. Durch Operationen (auch durch Verletzungen und schwere Schmerzzustände) ausgelöste Traumen können zur Abspaltung von Teilen der Seele führen (Gefühl, über dem eigenen Körper zu schweben). In der Folge können Verwirrung oder sogar psychotische Phasen auftreten. Es kann durch diese Intensiverlebnisse auch noch zwei bis zehn Monate später zur Entwicklung einer sogenannten posttraumatischen Belastungsstörung kommen (PTBS), die dann meist als Angst- oder Panikstörung, als Depression oder sonstige seelische oder körperliche Krise fehlinterpretiert wird, denn psychosomatische Symptome wie Herzjagen, Schlafstörungen und Schwitzen sind dabei sehr häufig. Die Symptome einer PTBS können jeden befallen, der ein entsprechendes Erlebnis hinter sich hat – auch emotional sehr stabile Menschen. Es handelt sich dabei um eine völlig normale Reaktion des menschlichen Gehirns

SYMPTOME EINER POSTTRAUMATISCHEN BELASTUNGSSTÖRUNG

> ständig übererregte oder deutlich apathische Fehlregulation der allgemeinen Reaktionsweise
> ständig sich aufdrängende wiederkehrende Erinnerungen, Albträume, Angst, Panikattacken
> Depressionen, Konzentrationsmangel, Gedächtnisstörungen, Leere im Kopf, irreale Vorstellungen, Leistungsknick, allgemeine Persönlichkeitsveränderungen, Gleichgültigkeit, Gefühl des Weggetreten-Seins und der Entfremdung, aggressive Impulse, Reizbarkeit
> körperlich-vegetative Symptome wie Herzjagen, Schweißausbrüche, Schwindel, Verdauungsstörungen sowie chronische Fehlsteuerungen im Immun- und Hormonsystem (wiederholte Infekte, Allergien, Autoimmunstörungen, Schilddrüsenüber- oder -unterfunktion, Krebsbildung)

und der Seele auf eine schwere körperliche oder seelische Belastung oder eine Lebensbedrohung. Oft treten dann ein niedriger Serotoninspiegel, Veränderungen im Cortisol- und Noradrenalinspiegel und elektrische Blockierungen im Zwischenhirn auf. Der Schock kann Veränderungen im gesamten vegetativen Nerven- und im Verdauungssystem bewirken. Auch Auto- oder Arbeitsunfälle können zu einer posttraumatischen Belastungsstörung führen. In jedem Fall sollten Sie unbedingt spezielle traumatherapeutische Hilfe (EMDR-Methode, Hypnotherapie, Kinesiologie) in Anspruch nehmen.

Narben

Narben entstehen durch Verletzungen und Operationen und verändern die elektrischen Eigenschaften des betroffenen Gewebes. Das hat tiefgreifende Folgen: Die dort liegenden Nerven schalten entweder einfach ab (Taubheitsgefühl) oder auf Dauerfeuer (chronischer Schmerz). Die Meridiane (siehe Seite 31), auf

WICHTIG
Wenn Narben im Zusammenhang mit lebensbedrohlichen Unfällen, Operationen, Gewalterfahrung oder intensivmedizinischer Behandlung entstanden sind oder es nach einer Operation kurzfristig zu Wahnvorstellungen kam, können nicht erinnerbare Traumatisierungen vorliegen. In diesen Fällen sollten Narbenentstörungen wegen dieser Erinnerungsweckungen nur von einem erfahrenen Traumatherapeuten durchgeführt werden.

62

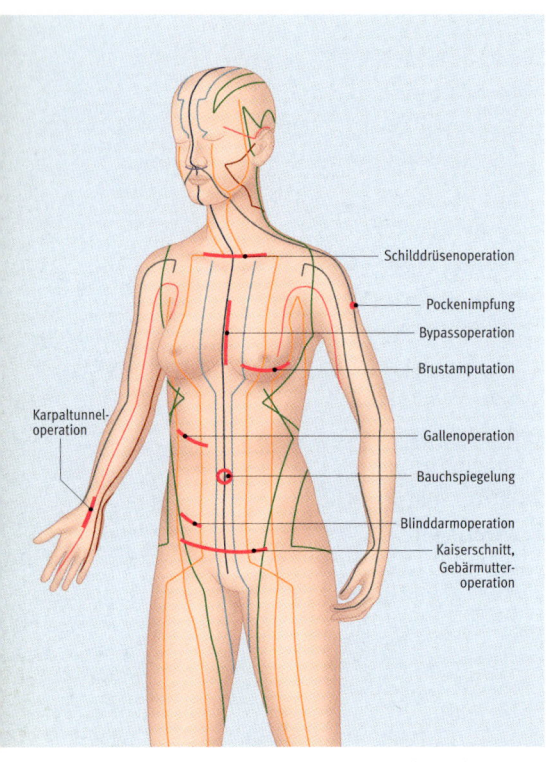

Schilddrüsenoperation

Pockenimpfung

Bypassoperation

Brustamputation

Karpaltunnel-
operation

Gallenoperation

Bauchspiegelung

Blinddarmoperation

Kaiserschnitt,
Gebärmutter-
operation

Narben durchtrennen oft gleich mehrere Meridiane gleichzeitig und stören deren Leitfähigkeit für elektrische Impulse, Licht und Farben. Dies kann zu Beschwerden im Bereich der Narben, aber auch an anderen Körperstellen führen.

denen die Narben liegen, werden dadurch in ihrem Energiefluss behindert, sodass die entsprechenden Organe, Körperfunktionen, Gefühle und Denkfunktionen beeinträchtigt werden und die Narbe als Störherd wirkt.

Körperliche und seelische Schmerzen

Sehr häufig ist chronischer Schmerz die Folge einer Meridianblockierung durch Narben, denn Schmerz ist der Schrei des Körpers nach fließender Energie. Bei circa 30 Prozent meiner Schmerzpatienten verschwanden die Schmerzen allein durch Narbenentstörung bereits nach der ersten bis dritten Behandlung. Bei weiteren etwa 50 Prozent ließ sich zumindest ein teilweiser, aber dauerhafter Rückgang der Schmerzen erreichen. Die Bandbreite der seelischen Gefühlsänderungen durch Narbenstörungen ist sehr groß und hängt stark davon ab, unter welchen Umständen die Narbe entstand und welche Meridiane betroffen sind.

Nicht selten treten auf: Energielosigkeit, seelische Symptome, die der jeweiligen Organ- bzw. Meridianzuordnung entsprechen (siehe Seite 32), Ängstlichkeit, Konzentrations- und Denkstörungen, dumpfes Gefühl im Kopf, Kälte- oder Hitzegefühle und allgemein verringerte Belastbarkeit sowie Schmerzen. Wenn Sie also unter entsprechenden Beschwerden leiden, lassen Sie sich zuallererst – etwa von einem kinesiologischen Behandler oder Neuraltherapeuten – auf energetische Störungen durch Narben untersuchen und diese behandeln. Die Therapie geschieht am effektivsten durch das Unterspritzen der Narbe mit einem örtlichen Betäubungsmittel. Größere Leichtigkeit, sofortiger Rückgang oder Verschwinden von Schmerzen, bessere Durchblutung, Wärmegefühl und ein Mehr an Energie sind die direkten Folgen. Oftmals verschwinden auch noch weitere Beschwerden im entsprechenden Meridianverlauf, etwa Schulterschmerzen nach der Behandlung einer Bänderoperationsnarbe am Außenknöchel, in der gleichen Sekunde.

Narben speichern Erinnerungen

Ähnlich wie das Gehirn speichern auch Narben Erinnerungen, das zeigen die Reaktionen bei Narbenentstörungen. Das bei der Verletzung oder Operation erlebte körperliche Trauma und auch die Erinnerungen aus der Phase der Wundheilung werden auf holografische Weise, das heißt mit dazugehörigen Bildern, Gefühls- und Empfindungserinnerungen wie Frieren, Schwitzen, Herzklopfen, Übelkeit, in der Narbe abgespeichert. Wenn die Narbe entstört wird, werden sehr oft plötzlich sämtliche Erlebnisse, die mit der Narbe verbunden sind, wieder für einige Minuten deutlich spürbar, also etwa der Schreck beim Unfall, die Schmerzen, das Alleinsein im Krankenhaus oder die Beschwerlichkeiten beim Gehen nach einem Beinbruch – auch wenn das Erlebnis viele Jahre zurückliegt.

ERFOLGSTIPP

Wenn körperliche oder seelische Symptome direkt oder bis zu acht Monate nach einer Verletzung oder Operation auftreten, weist dies auf eine Narbenstörung hin. Vor allem, wenn die Narben im Zusammenhang mit lebensbedrohlichen Operationen oder sehr intensiven Schmerzerfahrungen entstanden sind oder so groß sind, dass sie gleich mehrere Meridiane durchtrennen, wirken sie häufig als Störherd. Auch äußere Zeichen, wie Rötung, Blässe, Schwellung oder Delle, und eine besondere Schmerzempfindlichkeit oder Taubheit an der Narbenstelle sind wichtige Merkmale. Häufig stören auch Narben, die geeitert hatten oder aus anderen Gründen schlecht geheilt sind. Sogar sehr kleine Narben können als Störherd für Körper und Seele wirken, wie etwa Impfnarben, Narben von Tierbissen oder auch Insektenstichen.

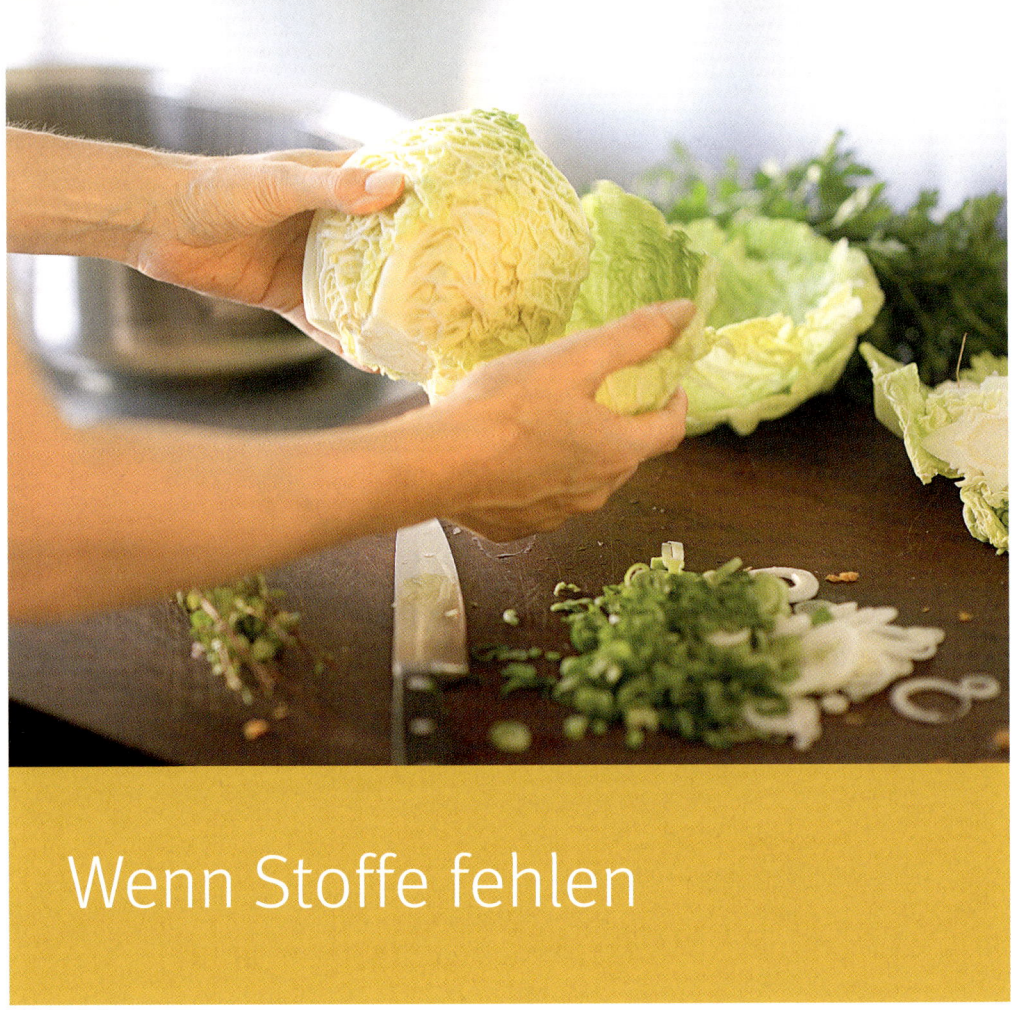

Wenn Stoffe fehlen

Mikronährstoffmangel ist sehr häufig die Ursache von seelischen Beschwerden. Mindestens 20 Prozent der Bevölkerung und 30 Prozent der Depressiven leiden daran, und viele wissen es gar nicht! Besonders häufig kommt Mikronährstoffmangel bei Frauen, Kindern, Senioren, Kranken und Stillenden vor. Mikronährstoffe, vor allem die Vitamine B_1, B_3, B_6, B_{12}, C und Folsäure, die Spurenelemente Zink, Selen, Mangan und Molybdän, der Mineralstoff Magnesium sowie Lecithine und Aminosäuren sind sehr wichtig, damit Botenstoffe und Nervenmembranen gebildet werden können. Auch die körpereigene Entgiftung, die Schilddrüsenfunktion, die wichtigen Aufbau- und Stoffwechselfunktionen der Leber und des Immunsystems funktionieren nur richtig, wenn genügend Mikronährstoffe im Körper vorhanden sind. Immerhin müssen milliardenfach Zellwände und Zellfortsätze immer wieder neu geschaffen und miteinander vernetzt werden und sämtliche Körper und Nervenzellen täglich »gewartet«, also entgiftet, repariert und ernährt werden. Ein Mangel dieser Stoffe kann sich deshalb in vielerlei Hinsicht sehr negativ auf die Psyche auswirken.

Mikronährstoffe ermöglichen uns eine höhere Leistungsfähigkeit, Anpassungsfähigkeit, eine verbesserte Fähigkeit zum Lernen, zu korrektem und vernetztem Denken, und sie entscheiden mit darüber, ob wir langfristig belastbar sind, Unterfunktionen der Schilddrüse entwickeln, früher oder später krank werden oder vorzeitig altern.

Eine besondere Bedeutung kommt dem Spurenelement Zink zu, denn es ist für circa 300 verschiedene Enzyme im Körper wichtig. Leider fehlt es häufig: Zink wird durch Entzündungen, Rauchen, Umweltgifte und Allergien vermehrt verbraucht. Es ist vor allem in Fleisch und Käse enthalten. In Verbindung mit Vollkornprodukten oder Pflanzen, die reichlich bestimmte pflanzliche Stoffe, nämlich die Phytate, enthalten (Hülsenfrüchte, Kohl), kann der Körper zudem Zink nicht aufnehmen, sodass es bei Vegetariern öfter zu einem Zinkmangel kommt.

Unterschiedlicher Mangel, ähnliche Symptome

Da viele Vitamine, Mineralien, Spurenelemente und auch Aminosäuren oft gleichzeitig an der Bildung eines einzigen Hormons oder Nervenbotenstoffes wie Serotonin (siehe Seite 37) beteiligt sind, kann das Fehlen unterschiedlicher Mikronährstoffe jeweils

WICHTIG

Psychische Symptome bei Nährstoffmangel: AD(H)S, Depressionen, Ängste, Wahnvorstellungen bis hin zur Schizophrenie, Aggressionen, Reizbarkeit, Denkstörungen, fehlende Leistungs-, Lern- und Ausdauerfähigkeit, neurologische Erkrankungen, wie Nervenentzündungen, Multiple Sklerose, chronische Schmerzen, Erschöpfung, Missempfindungen, Hauterkrankungen

TIPP

Zink wirkt besonders gut in Verbindung mit Vitamin C, Folsäure, Vitamin B_6, Selenmethionin und auch Vitamin B_{12}, wenn diese Stoffe mit mindestens 30 Minuten Abstand vor den Mahlzeiten eingenommen werden. Zinkpicolinat und Zinkhistidin werden besser aufgenommen als Zinkcitrat und Zinkgluconat.

WICHTIG
Achten Sie darauf, dass Mikronährstoffpräparate keine zusätzlichen künstlichen Beimengungen aufweisen, wie Farb-, Süß-, Aroma- und Konservierungsstoffe. Denn diese erhöhen das Risiko, Allergien auf andere Stoffe zu entwickeln.

zu ganz ähnlichen Symptomen führen, also zum Beispiel denen eines Serotoninmangels. Denn der Aufbau des Glückshormons Serotonin benötigt viele Vitamine der B-Gruppe, Folsäure, Vitamin C und die Aminosäure Tryptophan, das heißt, wenn nur einer dieser Stoffe fehlt, treten Symptome eines Serotoninmangels auf, ohne dass man wissen kann, welcher Mikronährstoff gerade Mangelware ist. Andererseits beeinträchtigt ein Mangel an Vitamin B_6, B_{12}, Folsäure, Selen oder Zink auch die Produktion des Schilddrüsenhormons Thyroxin und die Funktion des körpereigenen Entgiftungsstoffes Glutathion, sodass Bakterien-, Pilz-, Viren-, Umwelt- und Nervengifte Gehirn und Nerven stark stören können und die Seele gleich aus mehreren Gründen leidet.

Da es kaum möglich ist, den Mangel einzelner Mikronährstoffe an einer dafür typischen Symptomatik zu erkennen, nimmt man am besten mehrere Mikronährstoffe in Form eines oder mehrerer Multipräparate zu sich. Solche Nahrungsergänzungsmittel wirken insgesamt günstiger als Einzelnährstoffe. Denn wenn nur ein einzelner Mikronährstoff, der im Körper fehlte, eingenommen wird, steigt oft auch der Verbrauch der anderen Mikronährstoffe, weil nun der Stoffwechsel wieder richtig funktioniert. Sie benötigen zum Beispiel zusätzlich Folsäure und Vitamin B_6, wenn Vitamin-B_{12}-Mangel bestand und B_{12} jetzt ersetzt wird.

Mangelernährung und Mehrbedarf

Jeder weiß heute, dass Fast Food und Fertigkost häufig zu Mikronährstoffmangel führt, und viele denken, eine gesunde Ernährung würde vor solchem Mangel schützen. Das ist – leider – ein großer Irrtum: Gerade wer sich besonders gesund, etwa vegetarisch, vegan, also ohne tierisches Eiweiß, ernährt oder ab und zu eine kleine oder auch kräftigere Abspeckdiät macht – denn schlank sein ist ja »gesund« –, hat ein hohes Risiko, an teilweise gravierendem Mikronährstoffmangel zu erkranken. Denn die genannten Ernährungsweisen wie auch Diäten bedeuten immer auch einseitige Ernährung. Darüber hinaus gibt es noch weitere Fallen und Risiken für Nährstoffmangel, die Sie kennen sollten, um zu wissen, ob und wann Sie Nahrungsergänzung benötigen:

> Pflanzen wachsen bei industriellem Anbau unter künstlichen Bedingungen und erhalten deshalb nicht alle Nährstoffe. Sie sind zusätzlich häufig mit Pestiziden (siehe Seite 116) weit über den erlaubten Grenzwerten belastet und enthalten mehr Wasser und damit weniger Nährstoffe, als viele Tabellen anzeigen. Essen Sie frische Bioprodukte, denn diese schneiden bei Analysen von Nährwerten und Giftbelastungen besser ab!

> Konservierung und Lagerung von Lebensmitteln führen zu einem deutlichen Verlust an Mikronährstoffen, besonders an Vitamin B_6, Folsäure (bis zu 90 Prozent) und Vitamin C.

> Vegetarier tragen, obwohl vegetarische Ernährung aus vielen Gründen gesund und sinnvoll ist, ein extrem hohes Risiko für Mikronährstoffmangel, da einige wichtige Stoffe fast nur in Fleisch oder Eiern vorkommen.

> Durch »FdH« und andere Diäten entsteht ein Mangel an Vitaminen, wichtigen essenziellen Aminosäuren (Tryptophan) und essenziellen Fettsäuren, die für den Gehirn- und Botenstoffwechsel notwendig sind. Frauen, die häufiger Diäten machen als Männer, und Übergewichtige sind stärker gefährdet.

> Bei der Verstoffwechselung von Süßem werden vermehrt Vitamin B_1, B_6, Folsäure, Chrom und Zink verbraucht. Leckermäuler leiden deshalb häufig an Nährstoffmangel.

Viele Menschen haben durch bestimmte Lebensabschnitte, Verhaltensweisen oder Krankheiten einen deutlich erhöhten Bedarf an Mikronährstoffen und sind damit auch einem erhöhten Risiko von psychischen Beschwerden durch Mangelernährung ausgesetzt. Welche Nährstoffe hier im Einzelnen bei welchen Belastungen kritisch werden können, finden Sie in der Checkliste auf Seite 78.

> Wachstum und Entwicklung: Dass Kinder einseitig essen, ist keine Seltenheit, hier droht besonders häufig Nährstoffmangel.

TIPP

Vegetarier müssen pflanzliche Nahrung sehr geschickt kombinieren oder sehr viele Eier, Nüsse, Pilze und Hülsenfrüchte essen, damit kein Mangel entsteht. Häufig tritt ein Mangel an Vitamin B_{12}, Zink, Selen, Taurin, Lysin, Carnitin und Eisen auf, da diese Stoffe fast nur in Fleisch vorkommen. Wenn Sie die Vorteile vegetarischer Ernährung ohne Risiken nutzen wollen, ergänzen Sie bitte regelmäßig diese Nährstoffe!

Weil das Gehirn in der Jugend besonders schnell wächst und die Lernleistungen um ein Vielfaches schneller ablaufen, haben Heranwachsende zudem noch einen deutlich erhöhten Bedarf, der meist nicht gedeckt wird. Die Folgen sind ein absinkender Serotoninspiegel, Dopaminmangel und damit Konzentrationsstörungen, Ablenkbarkeit, Aggressivität und mangelnde Stresstoleranz, AD(H)S.

> Alter: Ältere Menschen haben meist einen erhöhten Bedarf an Mikronährstoffen, da sie häufig Medikamente einnehmen, an Unterfunktionen der Schilddrüse oder einem Mangel an Magensäure leiden. Manche sind zudem übergewichtig oder verschlackt, andere essen und trinken oft deutlich zu wenig, und nicht selten sind Senioren auf Fertignahrungsmittel angewiesen.

> Krankheit, Heilphase und Schmerzen: Auch wenn Menschen krank sind, Infektionen oder chronische Schmerzen haben, Medikamente nehmen oder sich gerade von einer Krankheit oder Operation erholen, ist deren Bedarf generell höher.

> Menschen in Stresssituationen, zum Beispiel vor Prüfungen, verlangen viel von ihrem Hirn, und Menschen, die schlecht oder zu wenig schlafen, können sich auch schlechter regenerieren. Beide Gruppen haben zu wenig Entspannung, einen erhöhten Stoffwechsel und brauchen daher mehr Mikronährstoffe.

> Schwangerschaft und Stillzeit: Schwangere haben einen generell erhöhten Bedarf an allen Mikronährstoffen, besonders an denen, die für den Membranaufbau (Nerven-, Gehirn- und Intelligenzentwicklung des Kindes) wichtig sind. Dies umso mehr, wenn vorher die Antibabypille genommen wurde (siehe Seite 55). Stillende sind gleich doppelt belastet: häufig unterbrochener Nachtschlaf und erheblicher Verbrauch von »Membranstoffen« und guten Gehirnfetten. Oft schwindet die Hirnmasse der Mutter um circa 2 mm (nachweisbar im Computertomogramm), und es kommt zum sogenannten »Still-Alzheimer« mit Vergesslichkeit, Fehlleistung, dumpfem Gefühl im Kopf. Dieser bildet sich jedoch nach Ende der Belastungen oder bei Einnahme von Mikronährstoffen sowie durch ausreichende Bewegung und Schlaf relativ schnell zurück.

TIPP

Sowohl Johanniskrauttee als auch stark tryptophanhaltige Nahrungsmittel (siehe Seite 41) erhöhen die Wachstums- und Vernetzungsgeschwindigkeit von Nervenzellen, also auch die Lernfähigkeit. Dies ist immer dann besonders wichtig, wenn erhöhte Anforderungen gestellt sind, aber auch nach Schlaganfällen oder Gehirnoperationen.

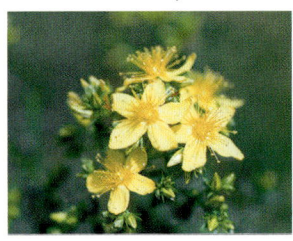

Sinnvolle Blutuntersuchungen

Ein Mangel kann bei vielen Mikronährstoffen in Labortests nachgewiesen werden. Lassen Sie dabei das Vollblut (nicht den wässrigen Blutanteil, das Serum) am besten auf mehrere Vitamine und Mineralstoffe gleichzeitig untersuchen, um dem Mangel auf die Spur zu kommen. Allerdings ist Vitamin-B_{12}-Mangel auch bei Labortests oft nicht nachweisbar, obwohl schon dadurch bedingte deutliche Störungen des seelischen Gleichgewichtes vorhanden sind. Wenn eine Mangelernährung oder ein erhöhter Bedarf länger angedauert hatten, kann auch die Bestimmung der Aminosäuren und der essenziellen Fettsäuren hilfreich sein. Folgende Nährstoffe können Sie untersuchen lassen, wobei es wichtig ist, das richtige Probenmaterial zu verwenden. Unter Schritt 1 finden Sie die wichtigsten Nährstoffe, von denen häufig zu wenig vorhanden ist. Falls Sie hier keinen Mangel aufweisen, aber zu den Risikogruppen gehören oder bekannte Aufnahmestörungen haben, können die Tests in Schritt 2 weiterführen. (Untersuchungsmaterial: 1 Röhrchen EDTA- oder Heparinblut entspricht je circa 2,5 ml, 1 Serumröhrchen entspricht circa 5 ml.)

BESONDERE NÄHRSTOFFRÄUBER

> Kaffee verringert die Aufnahme von Magnesium und Zink und erhöht allgemein den Bedarf an Mikronährstoffen.

> Rauchen führt zu einem Mehrbedarf an den Vitaminen C, E und B-Komplex, Beta-Carotin, Zink und Chrom.

> Wein und Bier (mehr als 0,3 l täglich) führen zu einem Mangel an Magnesium, Zink, Vitamin B_1, B_{12} und Folsäure.

> Medikamente siehe Seite 58

Nährstoffe 1. Schritt	Material	Kosten
Selen, Zink, Eisen, Magnesium	1 x EDTA- + 1 x Heparinblut	circa 30 €
Vitamine B_6, B_{12}, C, D_3, Folsäure, Coenzym Q 10	2 x Serum, 1 x EDTA-, 1 x lichtgeschütztes Heparinblut	circa 140 €
Nährstoffe 2. Schritt	**Material**	**Kosten**
Biotin und Vitamin B_3	1 x Serum	circa 47 €
Vitamin E	1 x Serum	circa 20 €
Natrium, Kalium, Calcium, Kupfer	1 x EDTA- + 1 x Heparinblut	circa 20 €
Aminosäurenprofil	2 x EDTA-Blut im Expressversand innerhalb von 24 Std. zum Labor	circa 100 €

Wichtiger als die Bestimmung der einzelnen Vitamine, die etwas über statistische Normwerte aussagt, nicht jedoch über Ihre individuelle Situation, ist die Analyse Ihrer persönlichen Kapazität, mit Ihren persönlichen biochemischen Belastungen umzugehen. Diese zeigt sich in der Bestimmung der antioxidativen Kapazität (1 x Serum – circa 30 €), die Ihre Fähigkeit abbildet, Stress auf der biochemischen Ebene im Blut und den Körperflüssigkeiten abzuwehren. Die Bestimmung der Lipidperoxidation (1 x Serum – circa 25 €) zeigt, ob die lebenswichtigen Membranen der Zellen durch »Stress« angegriffen sind. Und der Wert 8-OH-Desoxyguanosin (10 ml Urin – circa 25 €) sagt etwas aus über die Schutzmechanismen innerhalb der Zelle und am Zellkern. Das heißt, er zeigt auch, ob ein erhöhtes Krebsrisiko durch Antioxidantienmangel innerhalb der Zellen besteht. Diese drei Werte sagen also sehr viel über Ihre persönlichen Schutzmechanismen und Ihr persönliches Krankheitsrisiko aus.

Es gibt noch weitere Marker für bestehenden Mangel oder erhöhten Bedarf: Homocystein (1 x Serum – circa 33 €) lässt Rückschlüsse auf die Versorgung mit Vitamin B_{12}, B_6 und Folsäure zu. Es ist ein eigenständiger Risikofaktor für Herzinfarkt und Schlaganfall. S 100 Protein sowie Citrullin (je circa 33 €) zeigen eine Störung der Blut-Hirn-Schranke an; sie müssen im sofort nach der Abgabe tiefgefrorenen Urin bestimmt werden. Citrullin zeigt zudem eine eingeschränkte Funktion der Energieproduktion der Zellen (Mitochondropathie) an. Sind einer oder beide Werte erhöht, besteht oft ein erhöhter Bedarf an Folsäure, Vitamin B_6 und B_{12}, Zink und Selen.

Verhungern an vollen Töpfen

Eine schwierige Ernährungssituation liegt vor, wenn Aufnahmestörungen für Vitamine in Magen oder Darm bestehen. Dann kann die Ernährung noch so gut und reichhaltig sein, die Nährstoffe kommen nicht an. Das Bedürfnis, mehr zu essen, steigt; Körper und Seele verhungern buchstäblich an vollen Töpfen. Die häufigsten psychischen Störungen entstehen durch den Mangel an den Vitaminen B_{12}, B_6, D, an Zink und Selen sowie an es-

MANGELWARE SELEN
Selen ist auch in Deutschland in den Böden Mangelware, sogar bei biologischem Anbau. Selen sollte daher regelmäßig eingenommen werden, am besten in Form von Hefe-Selen (Selenmethionin, 3–5 x 50 µg pro Woche). Es ist besser verträglich als Natriumselenit, das mit Vitamin C im Körper unlösliche Komplexe bildet, die sich in den Nieren ablagern können.

senziellen Aminosäuren. Die häufigsten Aufnahmestörungen entstehen durch Magensäuremangel, Autoimmunstörungen, Enzymmangel der Bauchspeicheldrüse, Fehlbesiedlungen oder Nahrungsmittelallergien. Letztere können die Darmwand chronisch irritieren, entzünden und verdicken, was die Stoffaufnahme behindert.

Magensäuremangel und Vitamin B$_{12}$

Vitamin B$_{12}$ wird im Körper nur aufgenommen, wenn genügend Magensäure vorhanden ist und von den Magenzellen genügend »Intrinsic Factor« gebildet wird, der für den Transport durch die Darmwand wichtig ist. Magensäuremangel kann, muss aber keine Symptome erzeugen und bleibt daher meist lange unentdeckt. Symptome können sein: häufiges saures Aufstoßen, Magendruck nach dem Essen, Appetitlosigkeit, Essen liegt lange und schwer im Magen, allgemeine Lust- und Antriebslosigkeit, Neigung zur Verstopfung.

DIAGNOSTIK MAGENSÄUREMANGEL
Magensäuremangel kann als Pepsinogen im Blut oder noch genauer durch eine Magenspiegelung festgestellt werden. Es ist jedoch auch wichtig, die Ursachen eines Magensäuremangels mitabzuklären, nämlich durch Untersuchung von Zink, Vitamin D, des Schilddrüsenhormons TSH, von Schilddrüsen-Autoantikörpern, Antikörpern gegen Intrinsic Factor und gegen Magenparietalzellen.

Magensäuremangel besteht sehr oft bei chronischer Gastritis, nach Magenoperationen, bei Einnahme von magensäurehemmenden Medikamenten und bei der Autoimmunerkrankung der Schilddrüse »Morbus Hashimoto«, die häufig eine Entzündung und oft auch Unterfunktion der Schilddrüse auslöst und bei der auch häufig Autoantikörper gegen Magenzellen und gegen Intrinsic Factor vorliegen. Auch ein Mangel an Zink, Calcium und Chlor kann Magensäuremangel bewirken. Mindestens 15 bis 20 Prozent aller Senioren in Deutschland haben nach Berichten im »Deutschen Ärzteblatt« einen Vitamin-B$_{12}$-Mangel, 10 Prozent der Gesamtbevölkerung leiden unter der einen oder anderen Form der Aufnahmestörung für Vitamin B$_{12}$.

Bauchspeicheldrüse – das Organ für Stoffaufnahme

Die Bauchspeicheldrüse stellt zum einen das Stoffwechselhormon Insulin her, das die Stoffaufnahme der Zellen fördert, und son-

DIAGNOSTIK BAUCH-
SPEICHELDRÜSE
Laboruntersuchungen im
Blut auf Amylase, Lipase,
Trypsin, Chymotrypsin und
im Stuhl auf Fett und Aus-
nutzung der Speisen sowie
Pankreaselastase, Alpha-1-
Antitrypsin und Calco-
protectin

dert zum anderen wichtige Enzyme für die Fett- und die Eiweiß-verdauung in den Darm ab. Ein Fehlen dieser Enzyme oder des Hormons Insulin ist ein Risikofaktor für Leib und Seele, denn wir brauchen die essenziellen Eiweiße und Fettsäuren für die Botenstoffe, die Membranen und die Hüllzellen im Gehirn sowie Zucker und Nährstoffe für die Zellen. Folgende Symptome können bei Fehlfunktionen der Bauchspeicheldrüse auftreten, müssen es aber nicht: Stuhldrang direkt bei Nahrungsaufnahme, häufige Durchfälle, besonders nach dem Genuss von fetten Nahrungsmitteln, breiiger Stuhlgang, unverdaute Nahrungsbestandteile im Stuhl, erhebliche Blähungen, Oberbauchschmerz »ringförmig um den Bauch herum«, Stirnkopfschmerz »wie ein Band um die Stirn«.

Fehlbesiedlungen und Schlacken im Darm

Der Darm ist der Hauptort für die Aufnahme von Stoffen aus der Nahrung. Wird die Aufnahme behindert, etwa durch Bakterien, Pilze, Ablagerungen alter Nahrung in den Darmwänden (Kotsteine), Entzündungen, Verschlackung im Zellzwischenraum, allergische Reaktionen an der Darmschleimhaut, dann verdickt sich die Darmwand, Nährstoffe können nicht hindurch und ins Blut transportiert werden – es entstehen Mangelstörungen.

Durch Entzündungen und allergische Reaktionen in der Darmschleimhaut werden zudem das Immunsystem, die Darmschleimhautzellen und auch die Nerven des Bauchgehirns »geärgert«, was dann zu zusätzlichen Fehlfunktionen führen kann und zu einem Tryptophanmangel im Gehirn. Oft kommt es auch zu einer zu hohen Durchlässigkeit der Darmwand, sodass Stoffe in das Blut gelangen, die chronische Entzündungen, Allergien und andere Immunreaktionen auslösen. Die unerwünschten Stoffe können sogar das Gehirn erreichen, wenn die Blut-Hirn-Schranke nicht richtig funktioniert (siehe Seite 22), oder diese beschädigen. Entzündungsprozesse und Allergien verbrauchen zusätzliche Vitamine, sodass sich die Mangelspirale immer weiter dreht. Bei Verdacht auf Darmentzündung oder zu hohe Durchlässigkeit der Darmwand sollte Stuhl auf folgende Faktoren hin untersucht werden: Ausnutzung von Nährstoffen, Fehlbesiedlung und Infektionen durch Pilze, Parasiten, Calcoprotectin, Alpha-1-Antitrypsin. Darüber hinaus ist eine Allergiediagnostik im Blut oder auf der Haut (siehe Seite 75) sinnvoll.

Darmkur über vier Wochen

Ihr Darm liefert wichtige Nährstoffe und Vorstufen der Stimmungsbotenstoffe im Gehirn und schützt Sie vor negativen Nahrungseinflüssen. Wenn es dem Darm gut geht, strahlt die Haut, und Ihr Immunsystem arbeitet mühelos. Dies beugt chronischen Krankheiten vor und lässt Sie langsamer und fitter altern. Gönnen Sie sich daher zweimal jährlich eine kleine Darmkur, und pflegen Sie ansonsten im Alltag die »guten« Keime durch Leinsamen und häufiges Essen von milchsauren Produkten wie Sauerkraut, eingelegte Rote Bete, ballaststoffreiche Kost, Inulin, und essen Sie nur wenig Süßes. Fehlbesiedlungen haben so kaum eine Chance.

> Trinken Sie vor jeder Mahlzeit, mindestens jedoch 1 x täglich circa 300 ml lauwarmes Wasser mit etwas Knoblauch- oder Bärlauchwürze und einigen Tropfen Zitronensaft.
> Machen Sie 2 x in der Woche einen Einlauf mit lauwarmem Wasser.
> Essen Sie 3 x pro Woche 2–3 Esslöffel geschroteten Leinsamen mit sehr viel Flüssigkeit und 2 x pro Woche 200 g rohes Sauerkraut aus biologischem Anbau (mit Dosenananasstücken entsteht daraus ein schmackhafter Salat) im Wechsel.
> Nehmen Sie 2 x pro Woche 600 g biologisches Apfelmus, mild- oder ungesüßt, zu sich (nicht am Sauerkrauttag!).
> Regen Sie Ihre anderen Verdauungssäfte an und pflegen Sie Leber, Bauchspeicheldrüse und Galle.

Leber: Löwenzahn, Brennessel, Mariendistel (Inhaltsstoff Sylimarin 70–140 mg 2 x täglich), warme Auflagen nach dem Essen.

Bauspeicheldrüse: zwei Wochen lang nur wenig tierisches Fett und Zucker, Entspannung und warme Auflagen nach dem Essen.

Galle: Kurkuma 2 x einen halben Teelöffel täglich, Bitterstoffe nach Geschmack 2 x täglich (Grapefruit, Rucola, Chicorée, Rettich, Radieschen), Artischocke als Dragees oder Pflanzenpresssaft und Apfelmus 2–3 x 600 g pro Woche.

MIKRONÄHRSTOFF-MANGEL BEI DARM-ENTZÜNDUNG UND ALLERGIEN

> Spurenelemente: Selen, Mangan, Molybdän
> Mineralstoffe: Calcium, Magnesium, Zink, Eisen
> Vitamine: A, D, E, K, Folsäure, B_1, B_3, B_6 und B_{12}
> Aminosäuren: Tryptophan, Phenylalanin, Arginin, Glutaminsäure

Nahrungsmittelallergien und Unverträglichkeiten

Nahrungsmittelallergien sind ein häufiger Grund für seelische Beschwerden und treten aufgrund der Vielfalt von Chemikalien in der Nahrung und in der Umwelt, insbesondere auch durch Belastungen mit künstlichen Nahrungsmittelzusätzen, durch Impfungen und Schwermetallbelastungen, immer häufiger auf. 20 Prozent der Kinder in Deutschland leiden bereits an Nahrungsmittelallergien, der Anteil der Betroffenen steigt mit zunehmendem Lebensalter.

Wenn nach dem Genuss eines bestimmten Nahrungsmittels immer wieder Beschwerden oder Müdigkeit auftreten, liegt der Verdacht nahe, dass eine Unverträglichkeit oder eine Allergie vorliegt. Die Symptome können sich aber auch erst nach einigen Tagen zeigen (Allergie verzögerten Typs). Die häufigsten Nahrungsmittelallergien oder -unverträglichkeiten betreffen Fruchtzucker (30 Prozent der Bevölkerung), Weizen, Milcheiweiß, Milchzucker, Klebereiweiß der Getreide (Gluten), Histamin, Hühnereiweiß, Nüsse, Konservierungsstoffe (etwa Benzoesäure, Sorbit), Kiwis, Zitrusfrüchte. Die Beschwerden durch Unverträglichkeiten oder Nahrungsmittelallergien können Seele und Körper betreffen und äußerst vielfältig sein. Oft helfen hier nur differenzierte Laborbestimmungen oder Auslassversuche weiter. Nicht wenige Depressionen und auch Zwangsstörungen verschwanden jedoch, wenn der belastende Weizen oder die Milchprodukte weggelassen wurden, und viele Kinder konnten plötzlich dem Schulunterricht wieder folgen, wenn unverträgliches Obst (Fruktose-Unverträglichkeit!), Milch oder bestimmtes Getreide konsequent gemieden wurden.

Die klassischen Allergien können über Hauttests, Blutuntersuchungen und Auslassversuche nachgewiesen werden. Nahrungsmittelunverträglichkeiten, auch »Pseudoallergien« genannt, zeigen sich in den Haut- und Bluttests nicht als »Allergien«, rufen aber dennoch meist die gleichen Reaktionen hervor: etwa Entzündungsreaktionen, Irritationen der Darmschleimhaut, Blähungen, Durchfälle, mangelhafte Aufnahme von Mikronährstoffen, Durchlässigkeitsstörungen der Darmwand und auch der Blut-Hirn-Schranke, Botenstoffveränderungen, Gefühls-, Verhaltens-

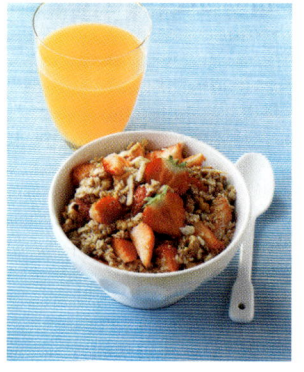

Müsli ist nicht für jeden gut! Getreide, Milchprodukte, Obst und Fruchtsäfte können Nahrungsmittelallergiker körperlich und seelisch krank machen.

Häufige Allergieauslöser und Diagnostik

Auslöser	Diagnostik
Gluten (in Getreide und Getreide-produkten – außer Mais, Reis, Hirse, Amaranth); Stärke ist, wenn nicht anders ausgewiesen, oft glutenhaltig.	Calcoprotectin, Alpha-1-Antitrypsin im Stuhl, HLA-Phänotyp (DQ2 und DQ8) im EDTA-Blut, Anti-Gliadin-Antikörper und Anti-Transgluta-minase-Antikörper in Serum oder Stuhl, Darmspiegelung
Weizen (in Getreideprodukten wie Brot, Nudeln, Kuchen, aber auch in vielen anderen zusam-mengesetzten stärkehaltigen Lebensmitteln)	Anti-Gliadin-Antikörper und Anti-Transglutaminase-Antikörper in Serum oder Stuhl, Allergietest Weizen, IgG-4- und LTT-Tests für Weizen
Fruktose/Sorbit (in Früchten, Fruchtsäften und Diät-Produkten, auch Diabetiker-Produkten)	Auslassdiät, Wasserstoff im Ausatemgas, Aldolase-B-Gen-Mutation im EDTA-Blut
Milcheiweiß (in Milch, Milch-produkten, Wurstwaren, Fertignahrungsmitteln)	Allergietests, Auslassversuche, IgG-4-Tests
Milchzucker/Laktose (in allem, was ungesäuerte Milch enthält oder aus Milch hergestellt wird, oft auch in Wurstwaren)	Wasserstoff im Ausatemgas, LCT-13910-Mutation im EDTA-Blut

BLUTTESTS

Wenn übliche Allergietests keine Ergebnisse zeigen, können Unverträglichkeiten oft durch so genannte IgG-4-Bluttests erkannt werden.

HISTAMIN-UNVERTRÄGLICHKEIT

Mindestens ein bis fünf Prozent der Bevölkerung, vor allem Frauen im mittle-ren Lebensalter (80 Prozent), leiden unter einer Histaminunverträglichkeit. Histamin ist in vielen Lebensmitteln enthalten. Solche sind: alte Käse-sorten, Sauerkraut, Fisch, Fischkonserven, hefehal-tige Speisen und Getränke, Schokolade, Rotwein.

und Denkstörungen. Unverträglichkeiten sind damit genauso ge-fährlich für Seele und Körper wie Allergien. Oft treten hier die Beschwerden in unmittelbarem zeitlichen Zusammenhang mit der Nahrungsaufnahme auf oder wenn mehr als gewisse Mengen des unverträglichen Nahrungsmittels gegessen werden. Bei aller-gischen Reaktionen hingegen genügen oft bereits kleinste Men-gen, um die Symptome auszulösen.

Bei Unverträglichkeiten liegt oft eine verringerte Fähigkeit des Darms vor, das mit der Nahrung zugeführte oder im Darm selbst freigesetzte Histamin abzubauen, das die allergischen Reaktionen bei Allergien auslöst. Es besteht eine sogenannte Histaminunverträglichkeit. Oft liegt hier eine Blockierung der Enzyme vor, die Histamin unschädlich machen und im Blut bestimmt werden können (Diaminooxidase = DAO und Histamin-N-Methyltransferase = HNMT). Diese Enzymblockierung kann durch Medikamenteneinnahme, durch Alkohol, Umweltgifte, Schwermetalle, Zusatzstoffe, Mangel an Mikronährstoffen, vor allem aber Zinkmangel hervorgerufen werden oder bei Schädigungen der Darmzellen sowie bei Entzündungen oder Fehlbesiedlungen entstehen. Manchmal liegen ihr auch genetische Ursachen zugrunde. Auch Irritationen des Bauchgehirns durch plötzliche Krafteinwirkung (Aufprall, Verletzung) oder Seelenstress können die Enzyme blockieren. Histaminunverträglichkeiten bilden sich gut zurück, wenn die Ursachen der Enzymblockierung gefunden und beseitigt werden konnten!

Was hilft bei Allergien und Unverträglichkeiten?

In diesen Fällen benötigen Sie fachkompetente therapeutische Hilfe, am besten von Therapeuten, die mittels Kinesiologie oder genauer Labortests herausfinden, auf welche Stoffe Sie reagieren und vor allem welche Ursachen diesen Allergien den Weg bereiten. Denn Allergien und Unverträglichkeiten fallen nicht vom Himmel, sondern sind oft nur das Symptom einer anderen, weiteren Ursache, etwa einer Schwermetallvergiftung, einer Impfung, einer chronischen Virusinfektion, eines Mikronährstoffmangels oder aber auch eines ungelösten seelischen Konflikts.

Wenn unverträgliche Nahrungsmittel oder Allergene bekannt sind, sollten diese für mindestens sechs Monate weggelassen werden, damit sich der Darm beruhigt und das Immunsystem wieder normalisiert, und die dazu führende Ursache muss beseitigt werden. Auch antiallergisch wirkende Medikamente gegen Histaminfreisetzung können in beiden Fällen nützlich sein. Bei seelischen Konflikten als tieferer Krankheitsursache helfen die (Psycho-)Kinesiologie und körperorientierte Traumabehandlungsmethoden, die auch das Bauchgehirn erreichen. In schweren Fälllen kann es sinnvoll sein, ergänzend das vegetative Nervensystem des Darms durch Neuraltherapie an entsprechenden Nerven-Schaltzentren und Reflexzonen wieder ins Gleichgewicht bringen zu lassen (siehe Adressen Seite 125).

Bei Unverträglichkeiten ist das energetische Ausgleichen durch eine Aktivierung bestimmter Meridianpunkte möglich (Selbstbehandlung nach Erlernen durch eine psychokinesiologische Fachbehandlung ist möglich und sinnvoll) oder eine Rotationsdiät, bei der die stressenden Nahrungsmittel maximal alle drei Tage in kleineren Mengen gegessen werden. Für Allergie- und Ernährungsberatung (einschließlich der Interpretation von Labortests) siehe Adressen Seite 125).

Fasten ist ein sinnvoller Start zur Allergiebehandlung, mit dem Sie selbst beginnen können, und manchmal auch zur Diagnostik unverzichtbar: Wenn alle Beschwerden ab dem vierten Fastentag verschwunden sind, liegen sehr oft Allergien vor. Falls bei Ihnen eine stärkere Schwermetallbelastung vorliegt, kann Fasten jedoch deutliche Beschwerden auslösen und der gewünschte Effekt ausbleiben. Schwermetallbelastung sollte also vorher behandelt werden (siehe Seite 121–123).

ALLERGIE-SELBSTTEST: AUSLASSDIÄT

> Essen Sie drei Tage lang nur Vollkornreis oder Kartoffeln mit ganz wenigen für Sie gut verdaulichen Gemüsesorten und Salz (kein Kräutersalz, keine Eiweiße, keine Sojasoße).

> Beobachten Sie, ob sich Ihre Beschwerden in diesen Tagen deutlich bessern. Falls ja, liegt die Ursache Ihrer Beschwerden möglicherweise in einer Unverträglichkeit.

> Nehmen Sie nun zusätzlich zu den genannten Nahrungsmitteln pro Tag jeweils ein Nahrungsmittel der Hochrisikogruppen ein, zum Beispiel Ei, Milch, Weizen, reifen Käse, Rotwein; so können Sie Ihre Reaktionen auf jedes einzelne Nahrungsmittel besser beurteilen.

> Falls Sie dann mit Bauchbeschwerden oder Müdigkeit reagieren, liegen Unverträglichkeiten oder Allergien vor. Ein wichtiger Hinweis für eine Allergie oder Unverträglichkeit ist außerdem der Anstieg des Pulses um etwa 20 Schläge pro Minute circa 20 Minuten nach dem Essen eines unverträglichen Lebensmittels.

Checkliste: Risiken für Nährstoffmangel

Mit dieser Checkliste können Sie herausfinden, ob Sie oder Angehörige mangelernährt sind und regelmäßig Nahrungsergänzungsmittel nehmen sollten. Wahrscheinlich liegt ein Mangel bei den in Klammern gesetzten Mikronährstoffen vor, wenn Sie die jeweilige Frage mit Ja beantworten. Fast alle der genannten Mangelzustände führen zu einer Verminderung des Glückshormons Serotonin oder anderer wichtiger Botenstoffe wie Dopamin oder Acetylcholin im Gehirn.

Ja

Befinden Sie sich in einer der folgenden Lebensphasen? ☐

> Schwangerschaft und Stillzeit (Vitamin-B-Komplex, Vitamin D und Folsäure, Calcium, Magnesium, Selen, Jod, Zink, Eiweiße, Inositol, Cholin, Lecithine, pflanzliche Fette)
> Kleinkind, Kind im Wachstum (Calcium, Lecithin, Cholin, Folsäure, Zink, Vitamine B_1, B_6, B_{12}, D, C)
> über 50 Jahre (Vitamin B_{12}, Zink, Selen, Folsäure)

Sind Sie durch Krankheiten, Verletzungen und/ oder Medikamente belastet? ☐

> Medikamente allgemein (Vitamin B_1, B_6, B_{12}, Folsäure, Cholin, Carnitin)
> Antibabypille (Vitamin B_6, Folsäure, Zink, Magnesium)
> längere Einnahme (über 3 Monate) von Magensäureblockern (Vitamin B_{12}, Folsäure, Zink)
> chronische Infektionen (Vitamin-B-Komplex, Vitamin C, Zink, Selen, Aminosäuren, Lysin, Carnitin, Eisen)
> früherer heftiger Sturz auf die Wirbelsäule oder Halswirbelschleudertrauma (Vitamin B_6, B_{12}, Zink, Selen)
> Mangel an Magensäure, häufige Appetitlosigkeit oder Aufstoßen nach dem Essen, wiederkehrende Magenschmerzen, Gastritis (Vitamin B_{12}, Folsäure, Zink)

> Nahrungsmittelallergien (Antioxidantien, Vitamin D, A, B_6, B_{12}, E, K, Eisen, Aminosäuren)
> Müdigkeit nach Mahlzeiten, Herzklopfen oder Kribbeln im Mund bei bestimmten Nahrungsmitteln (Vitamin B_3, B_6, B_{12}, D, Calcium, Zink, Glutaminsäure)
> häufig Blähungen, Bauchkrämpfe oder Durchfälle (Vitamin D, E, K, B_3, B_6, B_{12}, Eisen, Zink, Glutaminsäure, Antioxidantien)
> Schilddrüsenstörungen (Vitamin B_6, B_{12}, D, Folsäure, Zink, Selen, Magnesium, Calcium)
> Knochenbruch bei geringem Anlass (Vitamin D, Calcium, Zink)
> Autoimmunerkrankungen (Vitamin B_{12}, B_6, Zink, Antioxidantien)
> chronische Krankheiten (Antioxidantien, Zink, Aminosäuren, Vitamin-B-Komplex, Vitamin C, E)

Ernähren Sie sich regelmäßig oder öfter einseitig oder machen Sie öfter Diäten?

> Vegetarische Kost oder Diäten mit wenig oder ohne tierisches Eiweiß (Carnitin, Taurin, Lysin, Selen, Zink, Vitamin B_{12}, Eisen, Tryptophan)
> Gewichtsabnahme von über 15 Prozent innerhalb von vier Monaten oder immer wieder Diäten mit bestimmter Kost (Vitamin B_{12}, B_6, Folsäure, Zink, Tryptophan, Lysin und andere Aminosäuren)
> Fertignahrungsmittel, Lebensmittel mit langen Lagerungszeiten (Folsäure, Vitamin B_6, Enzymmangel, Vitamin C)
> viele Süßigkeiten und süße Getränke (Vitamin B_1, B_6, Folsäure, Calcium, Zink, Chrom)

Sind Sie einer der folgenden oder ähnlichen Belastungen ausgesetzt?

> fehlender oder häufig unterbrochener Nachtschlaf (Vitamin-B-Komplex, Zink, Lecithin, Omega-6-Fettsäuren, Serotonin)
> über 300 ml Bier/Wein (Frauen 200 ml) täglich (Vitamin B_1, B_6, Folsäure, Vitamin C)
> mehr als drei Zigaretten täglich (Vitamin C, E, Selen, Zink)
> häufiger Kaffee-, Teegenuss (Magnesium, Zink, Eisen)
> Verschlackung (viele (!) Antioxidantien, Sauerstoff)
> Belastung durch Schwermetalle, Umweltgifte, Lösungsmittel, neurotoxische Infektionen (Vitamin C, E, B-Komplex, Zink, Selen, Aminosäuren, Tryptophan, Glycin, Glutaminsäure, Cystein, Taurin)
> Lichtmangel (Vitamin D, Calcium)

Wichtig für Gehirn und Nerven

Wenn Sie nach alledem der Meinung sind, dass eine regelmäßige Nahrungsergänzung nützlich ist, auch ohne dass besondere Beanspruchungen vorliegen, nehmen Sie am besten ein Multivitaminpräparat und ein Multimineralpräparat ohne Schadstoffe zeitversetzt ein, denn manche Spurenelemente wie Kupfer, Eisen oder Natriumselenit vertragen sich nicht mit Vitamin C. Mit diesen Stoffen bieten Sie Ihrem Gehirn eine optimale Grundlage für seine Arbeit und schaffen damit eine gute Voraussetzung für geistige und seelische Gesundheit.

Wenn Sie Risken für Mangelernährung haben, erhöhten Belastungen ausgesetzt sind oder regelmäßig Nährstoffräuber zu sich nehmen müssen, benötigen Sie einen täglichen Ausgleich mit hochwertigen Mikronährstoffen und noch zusätzlich eine extra gute Gehirnkost. Besonders wichtig sind dabei die pflanzlichen Öle mit einem hohen Vitamin-E- sowie Omega-3- und Omega-6-Fettsäureanteil und Lecithin, welches Cholin und Phosphatidyserin enthält – wichtige Aufbaustoffe für die Hüllzellen und die Membranen der Nervenzellen. Die pflanzlichen Fette schützen das Gehirn gut vor dem Angriff schädlicher Stoffe und vor Entzündungen. Zink, Selen, Magnesium und die Vitamine der B-Gruppe inklusive Folsäure, Inositol und Niacin sind ebenfalls Grundbausteine der Nerven- und Gehirnfunktionen und sollten regelmäßig zusätzlich eingenommen werden.

Botenstoffe werden, wie auch viele Entgiftungsstoffe, aus Aminosäuren gebildet. Auch durch die Einnahme von essenziellen Aminosäuren über bestimmte Lebensmittel oder als Nahrungsergänzungsmittel können Sie selbst Einfluss auf die Botenstoffbildung und damit auf Ihr Wohlbefinden nehmen:

Für die Bildung der antidepressiv wirksamen und anregenden Botenstoffe Adrenalin, Noradrenalin und Dopamin werden die essenziellen Aminosäuren Thyrosin und SAM (S-Adenosyl-Methionin) benötigt, die häufig nicht ausreichend vorhanden sind. Tryptophan ist nötig für den Aufbau von Serotonin und Melatonin (siehe Seite 40). Glutamin ist wichtig, um die Darmzellen zu ernähren und zu stabilisieren, zusammen mit Cystein und Glycin

AMINOSÄUREN
Einen hohen Gehalt an Cystein haben Nüsse, Spirulina-Algen, Sonnenblumenkerne, Leinsamen, Linsen und Fleisch. Thyrosin ist besonders reichlich in Sojabohnen und Tofu, Erdnüssen, Weizenkeimen, Käse und Eiern enthalten. Methionin findet sich vorwiegend in Ei, Käse, Fleisch, Sesam, Bohnen, Haferflocken.

das wichtigste Entgiftungsenzym Glutathion zu bilden und zusammen mit Zink und Vitamin B_6 das neurotoxische Glutamat (siehe Seite 118) aus der Nahrung zu »entschärfen«. Glutamin fördert, wie auch Glycin, zudem die GABA-Bildung (siehe Seite 45) und beruhigt so Nerven und Darm. Glycin kommt reichlich in Lebensmitteln vor, besonders in Gelatine, Soja und Rotalgen. Methionin, SAM und Cystein sind wichtig für die Entgiftung (siehe Seite 121–123), und sie binden Schwermetalle. In natürlicher Form finden sich viele dieser Aminosäuren in den verschiedensten Nahrungsmitteln und zum Beispiel auch in Spirulina-Algen.

Alle Stoffe kommen im Gehirn nur in ausreichender Menge an, wenn die Durchblutung des Kopfes gut ist. Hier helfen Ginkgo, Ingwer und Knoblauch, die gleichzeitig auch die Botenstoffbildung unterstützen, und die Aminosäure Arginin. Ginkgo stimuliert, wie auch Johanniskraut, die Nervenneubildung und -reparatur.

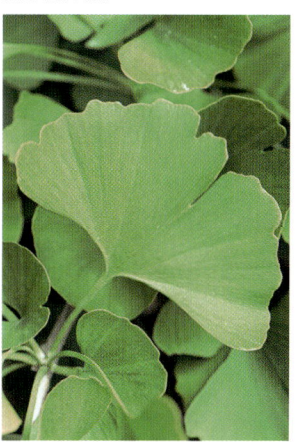

Ginkgo ist sehr gesund für Gehirn und Nerven.

GEHIRNKOST PUR

> Stufe 1

Sonnenblumenkerne, Sesam, Mandeln, Nüsse enthalten wichtige Fettsäuren, die nicht auf das Gewicht schlagen, wenn Sie nicht gleichzeitig tierische Fette essen. Hochwertige pflanzliche Öle (etwa von Sonnenblumen, Raps, Lein, Weizenkeimen, Walnüssen, Nachtkerzen, Kürbis- oder Traubenkernen) ernähren Ihr Gehirn und die Zellmembranen. Diese Nahrungsmittel sollten im üblichen Speiseplan enthalten sein. Nehmen Sie kein Fischöl, es könnte organische Schwermetallverbindungen enthalten! Dazu täglich Vitamin-B-Komplex je 20–50 mg beziehungsweise B_{12} 20–50 µg, Niacin 100–500 mg; 3–5 x pro Woche Zink (als -orotat, -picolinat oder -histidin) 20 mg; 3–5 x pro Woche Selen(-methionin) 50–100 µg.

> Stufe 2

Bei erhöhter Beanspruchung sollten die pflanzlichen Öle ergänzt werden durch Phosphatidyserin 0,5–1 g täglich, Cholin 700 mg bis 3900 g täglich (oder beides zusammen als Lecithin 4–8 g), Inositol 500 mg und essenzielle Aminosäuren (als Algen 2–3 g täglich oder Komplex-Produkt), dazu Vitamin C 1–3 g, E 200 i. E., D 400–1000 i. E. sowie Calcium 1 g und Magnesium 200–400 mg; Mangan 2–5 mg und Molybdän 50 mg täglich.

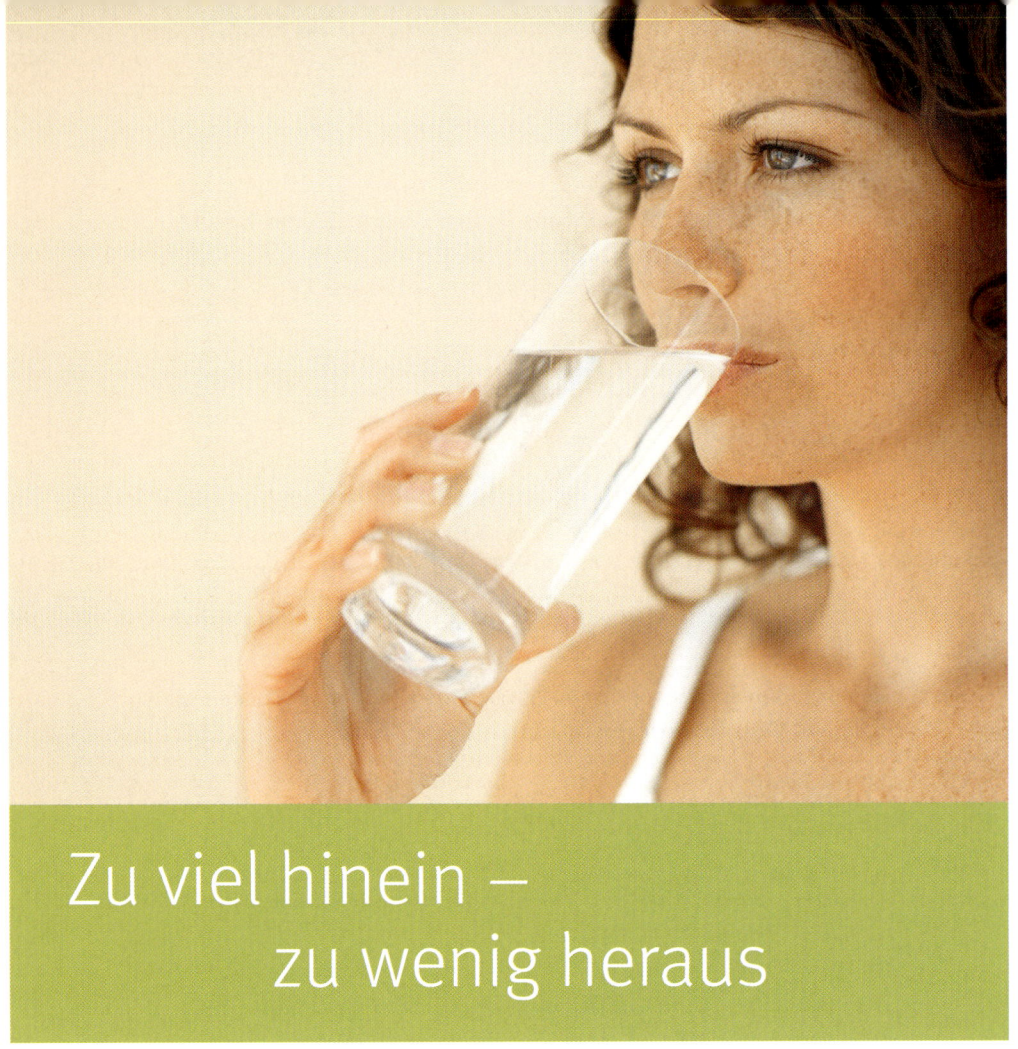

Zu viel hinein –
zu wenig heraus

Regelmäßiges Trinken von biologisch hochwertigem und lebendigem Wasser fördert die körperliche und seelische Gesundheit.

Ein weiterer Fall des »Verhungerns an vollen Töpfen« tritt ein, wenn zwar Nährstoffe und Mikronährstoffe aus dem Darm aufgenommen wurden, diese jedoch wegen Übersäuerung und/oder Verschlackung nicht an ihrem Zielort, also in Körper- und Nervenzellen ankommen. Diese Situation schlägt sich negativ auf Botenstoffbildung, Stimmung und Gehirn nieder und wird oft noch verschlimmert durch Übergewicht, welches beide Probleme vergrößert.

Übersäuerung

Das wichtigste Organ für den Säureabbau im Körper ist die Leber. Sie entgiftet alles, was mit dem Blut angeliefert wird, und leistet 90 Prozent unserer Entsäuerung. Lunge und Niere scheiden ebenfalls Säuren aus. Damit wir gesund bleiben oder werden, sollten wir also die Ausscheidungsorgane pflegen (siehe Seite 89). Denn zu viele Säuren machen sowohl den Körper als auch die Seele krank, und sauer macht hier gar nicht lustig. Aber auch der Umkehrschluss gilt: Seelisches Sauer-Sein oder Stress jeder Art produzieren Säuren im Körper. Von vielen Naturärzten wird Übersäuerung als wichtige Ursache für zahlreiche chronische Erkrankungen, Reizbarkeit, Depressionen, Antriebslosigkeit, frühzeitiges Altern und degenerative Prozesse angesehen. Entsäuerung gilt in Ost und West als wichtige Säule für Heilung und Gesunderhaltung und als echter Jungbrunnen für Körper und Seele. Die vielen Säuren sammeln sich in den Zellzwischenräumen all unserer Gewebe und Organe. Dort verschlechtern sie die Durchblutung und damit die Ernährung und Sauerstoffversorgung der Zellen sowie den Abtransport von Abfallprodukten und die Arbeit von Transporteiweißen und Enzymen und führen so zu vielfältigen Funktionsstörungen, die auch die Seele betreffen.

Die lebensnotwendige elektrische Leitfähigkeit im Zellzwischenraum (siehe Seite 27) vermindert sich durch die Säuren, und auch das vegetative Nervensystem und das Immunsystem werden

URSACHEN FÜR ÜBERSÄUERUNG

Stoffwechselstörungen, Erkrankungen von Leber, Lunge, Niere, falsche Ernährung, Mangel an (Mikro-)Nährstoffen, Entzündungen, zu wenig Bewegung, Entspannung und Schlaf, zu flache Atmung, schlechte Stimmung und Stress, Belastungen der Leber und des Stoffwechsels durch Schwermetalle und Medikamente

SYMPTOME EINER ÜBERSÄUERUNG

Antriebsmangel, Reizbarkeit, Einsilbigkeit, schnelle Ermüdung, Konzentrationsmangel, nachlassendes Gedächtnis, Verlangsamung im Denken und in den Bewegungen, depressive Stimmung, Desinteresse an Dingen, die früher Spaß gemacht hatten, Nachlassen sexueller Lust und Potenz, schwere oder steife Glieder, besonders am Morgen, Neigung zu vielen verschiedenen Beschwerden, erhöhte Entzündungsneigung und Schmerzempfindlichkeit, Stauungen im Blutstrom, Durchblutungsstörungen, Thrombosen, Schlaganfälle, Herzinfarkte, Infektionen und auch sehr ernste Erkrankungen wie Rheuma, Zuckerkrankheit und Krebs.

BIN ICH ÜBERSÄUERT?

Sie können schnell und leicht feststellen, ob und wann Sie übersäuert sind. Besorgen Sie sich dafür Lackmusstreifen aus der Apotheke, die den Säuregrad Ihres Urins als sogenannten pH-Wert anzeigen. Testen Sie damit täglich 5-mal Ihren frisch gelassenen Urin am besten über mehrere Tage.

Der Urin-pH-Wert sollte am Morgen sauer sein (pH 5 bis 6,5), da der Körper über Nacht Säuren abgibt. Wenn der Urin tagsüber ständig sauer ist (pH kleiner 6), deutet dies auf eine Übersäuerung hin. Tagesschwankungen zwischen pH 5 und 8 sind normal, da sich Nahrungszusammensetzung, aber auch seelische Verfassungen kurzfristig sauer auswirken können. Achtung: Falls Sie ein Leberleiden oder starken seelischen Stress haben, zeigen die Urintests oft den ganzen Tag über trotz basischer Nahrung stark sauer an. In solchen Fällen sollten Sie fachkompetente Hilfe suchen und Ihre Leber mit natürlichen Methoden unterstützen (siehe Seite 99–101).

beeinträchtigt. Wenn der Körper genügend basisch wirkende, mikronährstoffreiche Lebensmittel bekommt, treten chronische Krankheiten seltener auf, und Körper und Geist bleiben länger fit. Die Langlebigkeit von Menschen, die sich überwiegend von basenbildender Kost – frische Säfte, frisches Obst und Gemüse, Nüsse – ernähren, beweist die Richtigkeit dieser Ernährungsweise.

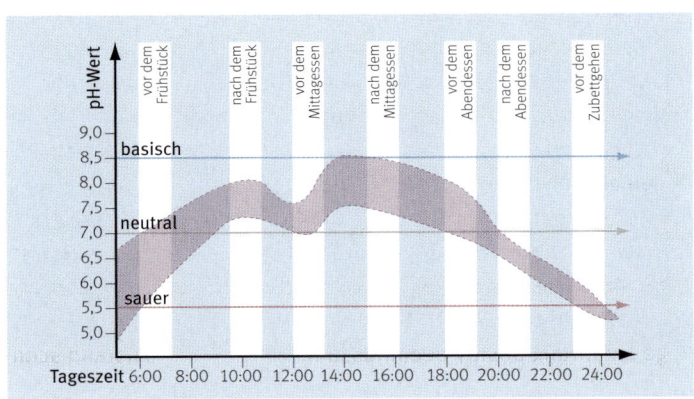

Das ideale Urin-pH-Tagesprofil liegt im mittleren Bereich (lila).

Verschlackung

Wenn Stoffwechselprodukte, Säuren, aber auch Entzündungsstoffe oder Eiweiße, die der Körper nicht verwerten kann, in den Geweben verbleiben, dann setzen sie sich dort als sogenannte Schlacken in den Zellzwischenräumen und Zellen fest. Die Flüssigkeit im Zellzwischenraum wird dick, klebrig (Zucker!), richtig sulzig und quetscht die Zellen auseinander. Transport, Leitfähigkeit, Durchblutung und Entgiftung erlahmen, Gifte und Neurotoxine (siehe Seite 112) sammeln sich an, Nährstoffe kommen kaum noch in die Zellen hinein. Stoffwechsel und Instandhaltung der Zellen laufen immer langsamer ab (bis zum Zelltod), und Nerven und Organe arbeiten immer schlechter. Es kommt – trotz ausreichender Ernährung – zu einem Mangel an für das seelische Wohlbefinden wichtigen Botenstoffen und Hormonen. Diese Mangelsituation der Zellen führt zu immer größerem Hunger auf Süßes und Fettes, es kommt zu Übergewicht, was das Stoffwechselproblem weiter vergrößert. So entstehen gleich mehrere Teufelskreise: Die Risiken für körperliche und seelische Beschwerden und Krankheiten steigen (siehe Seite 93).

INSULIN UND LEPTIN STABILISIEREN DIE STIMMUNG!

> Insulin fördert die Aufnahme von Zucker und Eiweißen aus dem Blut in die Zellen und über Umwege auch von Tryptophan in das Gehirn. Es stabilisiert so die Stimmung. Wenn Insulin wegen Verschlackung nicht richtig wirkt (Insulinresistenz) oder fehlt, leiden die Zellen Mangel. Der Mensch beginnt instinktiv immer mehr zu essen, nimmt zu, und der Zellzwischenraum verschlackt weiter. Die Insulinempfindlichkeit der Zellen ist durch Bewegung, Entschlackung und richtige Ernährung positiv beeinflussbar.

> Leptin wird im Fettgewebe gebildet und bremst den Appetit. Es erhöht gleichzeitig den Energieverbrauch, hemmt den Aufbau von Fett im Körper und fördert die Bildung neuer Gehirnsubstanz. Bei vielen Übergewichtigen wirkt das Leptin aufgrund der Verschlackung nicht mehr richtig (Leptinresistenz), und sie essen immer weiter. Verzicht auf Alkohol und tierische Fette sowie eine Ausbalancierung der Hormone Thyroxin, DHEA und Testosteron können diesen Zustand schnell verbessern.

SYMPTOME BEI VERSCHLACKUNG
Die Symptome einer Verschlackung ähneln
denen einer Übersäuerung. Zusätzliche
Symptome sind leichte Ermüdbarkeit, Durchblutungsstörungen, Neigung zu degenerativen
Erkrankungen, Muskelkater, Gewichtszunahme, Übergewicht.

Wenn Sie bei Verschlackung auch noch viel aufputschenden Kaffee oder Tee trinken oder Medikamente einnehmen und so die unheilvolle Spirale weiterdrehen in Richtung Vergiftung, Übersäuerung, Mangel und damit Depression, riskieren Sie nicht nur Ihre seelische Gesundheit. Herzinfarkt, Thrombosen und Schlaganfälle entstehen gehäuft bei diesen Verschlackungen. Lassen Sie es nicht so weit kommen, gehen Sie die Ursachen an.

Gegen Säuren und giftige Schlacken

Wie Sie am besten gegen Ihre Säuren und Schlacken angehen, hängt ganz von Ihrem Gesundheitszustand und Ihren Neigungen ab. Es gibt jedoch einige Grundregeln, die Sie möglichst immer beachten sollten. Sie stellen gewissermaßen ein Basisprogramm für gesunde Lebens- und Ernährungsweise dar.

> Regel 1: Bringen Sie mehr Bewegung in Ihr Leben!
  Mäßige und ausdauernde Bewegung, wie etwa bei Yoga oder Walking, fördert die Durchblutung und damit den Abtransport von Säuren aus dem Gewebe sowie die Säure-Ausscheidung. Gleichzeitig erreichen Sie durch Bewegung eine Erhöhung des Serotoninspiegels, also eine positive Wirkung auf Ihr Gehirn und Ihr seelisches Befinden (siehe auch Seite 40).

> Regel 2: Trinken Sie viel!
  Trinken Sie vor den Mahlzeiten immer einen knappen halben Liter lauwarmes Wasser, um die Entschlackung zu fördern. Die gesamte Tagestrinkmenge sollte etwa 3 l betragen! Trinken Sie dabei am besten gesunde, basisch wirkende Getränke wie lebendiges Wasser (täglich mindestens 1,5 l), stark mit Wasser verdünnte Pflanzen- oder Obstsäfte und verschiedene nicht medizinische Kräutertees: Mischungen für Blutreinigung oder Stoffwechsel, Brennessel-, Zitronenverbene- oder Früchtetee.

> Regel 3: Essen Sie gute Gehirnkost!
  Auch während Sie entsäuern und entgiften, sollten Sie Ihrem Gehirn wichtige Aufbaustoffe in Form von pflanzlichen Ölen,

Nüssen und Saaten gönnen. Denn diese haben zudem eine sehr basische Wirkung auf den Körper und steigern die Verbrennungsleistung Ihrer Körperzellen (siehe Seite 81).

> Regel 4: Essen und trinken Sie basisch!

Lassen Sie die Säurebildner weg: Alkohol, Zigaretten, Kaffee, Schwarz- und Grüntee, Süßigkeiten und gezuckerte Getränke. Künstlich gesüßte, gefärbte und aromatisierte Softdrinks führen Ihrem Körper große Mengen an Säuren und das Immunsystem irritierenden Chemikalien zu. Reduzieren Sie Eis, Kuchen und Torten, rotes Fleisch, Wurst, Fisch, Gebratenes, Milch und Milchprodukte, Weißmehlprodukte und Erdnüsse.

In Maßen (zwei- bis dreimal pro Woche) können Sie Hühner- oder Putenfleisch (möglichst biologisch), Vollkorngetreideprodukte, weißen Reis, Obstkuchen und Frischkäse zu sich nehmen.

NAHRUNGSERGÄNZUNG

Da Ihr Körper für die Entschlackung, Entsäuerung und auch beim Abnehmen Mikronährstoffe benötigt und diese nur mühsam durch den Zellzwischenraum zu den Zellen gelangen können, sollten Sie ihm unbedingt für circa drei Monate Vitamine, Mineralien und Nährstoffe in hohen Dosierungen zuführen. Nur dann kommt auch genügend davon in den Zellen an.

> 1000 mg Depot oder 4 x 250 mg Vitamin C täglich
> Vitamine B_1, B_3, B_6, mindestens je 30 mg, und B_{12} 30 µg täglich, inklusive Folsäure mindestens 400 µg täglich
> Vitamin D 500 µg täglich
> Zink als -orotat, -histidin oder -picolinat 20 mg 3 x pro Woche
> Selen (Hefe) 50 µg an fünf Tagen pro Woche

> essenzielle Aminosäuren 3 g täglich, etwa in Form von Spirulina-Algen, zusätzlich Tryptophan circa 500 mg (beim Abnehmen bis zu 1 g) täglich

Auch sogenannte Basenpulver können Sie unterstützen. Sie sollten Calcium und Magnesium (Letzteres als Aspartat oder Orotat) im Mengenverhältnis 2:1 und auch Selen, am besten als Selenmethionin, enthalten. Zink, Molybdän, Mangan, Chrom und weitere Spurenelemente sind wichtig zur Aktivierung des Stoffwechsels. Achtung: Wenn Basenpulver Laktose enthalten, kann dies bei Laktose-Überempfindlichkeit oder -Allergie zu starken Stressreaktionen und zu Durchfällen führen. Sie sollten generell darauf achten, dass Ihre Nahrungsergänzungen keine künstlichen Zutaten enthalten.

SELBSTTEST ENTSÄUERUNG

Bewerten Sie vor Ihren Entsäuerungsmaßnahmen und drei Wochen danach einmal wöchentlich auf einer Skala von 1 bis 10
> jedes einzelne Symptom Ihrer körperlichen und seelischen Beschwerden,
> Ihre maximale Leistungsfähigkeit (etwa die Strecke, die Sie an einem Stück schnell schwimmen können),

> Ihre Dauerleistungsfähigkeit (Zeitspanne, in der Sie effektiv arbeiten und sich konzentrieren können),
> Ihre Lust, etwas zu unternehmen,
> Ihre Beweglichkeit am Morgen,
> Ihre Lust, morgens aufzustehen.
Geht es Ihnen besser? Dann waren Sie übersäuert!

Reichlich dagegen sollten Sie basenbildende Kost genießen: Saftige sonnengereifte Früchte, Gemüse, Rohkostsalate, Nüsse, Mandeln, Sonnenblumenkerne, gekeimte Sprossen, kalt geschlagene Pflanzenöle, Vollkornreis, Hirse, Kartoffeln, Zwiebeln, Knoblauch, Vollkorngetreide.

Starten Sie mit diesen Grundregeln, auch wenn Sie vielleicht beim Urintest keine eindeutigen Ergebnisse hatten. Ihr Körper und Ihr Geist werden es Ihnen mit Frische und Vitalität danken, Ihre Seele mit mehr Lebensfreude!

WICHTIG

Eine eiweißreduzierte Ernährung ist nicht anzuraten, wenn folgende Probleme vorliegen: Belastungen durch Neurotoxine, Schwermetalle oder andere Umweltgifte; Chronisches Müdigkeitssyndrom (CMS); Mangel an essenziellen Aminosäuren (oft bei Vegetariern, bei Nahrungsmittelallergien, nach einseitigen Diäten, starker Gewichtsreduktion, nach Operationen und schweren Erkrankungen).

Noch schneller entschlacken und entsäuern

Aufbauend auf diesen Grundregeln können Sie die Entschlackung und Entsäuerung Ihres Körpers noch beschleunigen und intensivieren: Ernähren Sie sich am besten nach dem Trennkostprinzip, essen Sie also nie Protein (Fleisch, Ei oder Käse) zusammen mit Kohlenhydraten (Nudeln, Reis, Brot, Kartoffeln). Kombinieren Sie zum Beispiel Salat mit Fleisch, Eiern oder Käse (kein Brot) oder Vollkornnudeln mit Gemüse oder Tomatensoße (kein Käse). Auch tierisch eiweißarme Kost oder eine Suppendiät (siehe GU-Erfolgstipp) trägt dazu bei, dass Ablagerungen im Zellzwischenraum und auch in den Gefäßen schneller abgebaut und die Zellen besser ernährt werden.

Unterstützen Sie Ihre Ausscheidungsorgane

Haut

Die Haut scheidet intensiv Säuren und Giftstoffe aus, nimmt aber auch sehr viele Stoffe etwa aus Kosmetika und der Luft auf. Über die Haut können Nerven-, Immun- und Hormonsystem positiv (wie negativ) beeinflusst werden.

> Verzichten Sie auf sämtliche Kosmetika, die auf Erdölbasis hergestellt wurden oder synthetische Zusätze enthalten, denn sie verkleben die Poren und behindern die Ausscheidung über die Haut.

> Duschen Sie während der Entschlackung zweimal täglich, um die Hautausscheidungen zu entfernen. Verzichten Sie dabei weitgehend auf chemische Duschgels, greifen Sie lieber zu natürlicher Seife.

> Fördern Sie die Durchblutung durch Bürstenmassagen unter heißem oder kaltem Wasser, oder gönnen Sie sich öfter einmal eine Massage, das fördert auch die Glücksbotenstoffe.

> Gehen Sie mindestens einmal pro Woche in die Finnische Sauna, das regt Durchblutung und Entgiftung an.

> Nutzen Sie die Aufnahmefähigkeit der Haut: Reiben Sie sich mit reinen Pflanzenölen ein, etwa Mandel- oder Sesamöl (möglichst biologisch). Das fördert die Entgiftung und ernährt nebenbei die Nervenzellen.

ERFOLGSTIPP

Um Schlacken schnell abzubauen, verzichten Sie (sofern kein Eiweißmangel vorliegt) vollständig auf Fleisch, Wurst, Fisch, Eier sowie fettarme Milch und Milchprodukte. Sehr fettreiche Milchprodukte, die kaum Eiweiß enthalten, wie saure Sahne, Schmand, Crème fraîche, Butter, sind in kleinen Mengen erlaubt. Essen Sie nur zwei bis drei Mahlzeiten täglich und ersetzen Sie ein oder zwei Mahlzeiten täglich durch pflanzliche Suppen. Das fördert Verbrennung und Entschlackung und tut dem Magen gut. Zum Frühstück essen Sie am besten gut sättigende, hochwertige Samen, Nüsse, Mandeln oder Avocados, damit Ihr Gehirn genügend Ernährung bekommt. Falls Sie diese Eiweißabbaukost über mehr als sechs Wochen weiterführen möchten oder ein Eiweißmangel vorliegt, sollten Sie dem Körper mit speziellen Nahrungsergänzungspräparaten hoch dosiert essenzielle Aminosäuren (circa 4 g täglich) zuführen, damit keine Mangelstörungen entstehen.

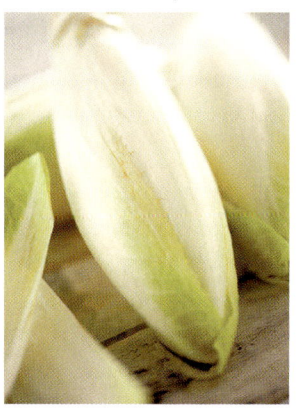

Roher Chicorée wirkt mild ab- und ausleitend auf Leber und Galle und fördert die Verdauungssäfte von Galle und Bauchspeicheldrüse.

Darm und Verdauungsorgane

Der Darm scheidet Säuren, Schwermetalle und andere Stoffwechselgifte aus. Wenn er entschlackt ist und es ihm gut geht, geht es auch der Seele gut.

> Nutzen Sie ein altes Indianer-Rezept und nehmen Sie – am besten vor dem Frühstück – täglich zwei Esslöffel biologisch angebautes, kalt geschlagenes Raps-, Traubenkern- oder Leinöl mit etwas Zitrone, Knoblauch und einer Prise Cayennepfeffer (Chili) und Salz zu sich. Sie können diese Mischung auch als Salatsoße verwenden.

> Essen Sie viel Grapefruit, Chicorée und andere bittere Obst- und Gemüsesorten, um die anregende und entgiftende Wirkung der pflanzlichen Bitterstoffe auf Leber, Galle und Bauchspeicheldrüse zu nutzen.

> Die Senföle von Kresse, Rettich und Radieschen reinigen den Darm, fördern die Bildung von Galle und Verdauungssäften und verbannen »böse« Darmbakterien.

> Trinken Sie zweimal pro Woche vor zwei Mahlzeiten 200 ml Sauerkraut- oder täglich stark verdünnten (1:10) Zitronensaft. Das pflegt gute Darmbakterien und erhöht das Serotonin im Gehirn.

Lungen

Über die Lungen atmen Sie Säuren als Kohlendioxid, die sogenannte Kohlensäure aus, das entsäuert den Körper. Wenn Sie tief atmen, fördert dies also nicht nur die Sauerstoffversorgung Ihres Körpers, sondern auch die Entsäuerung. Machen Sie deshalb mindestens einmal täglich 15 Minuten Atemübungen oder singen Sie lauthals – möglichst an frischer Luft und in Kombination mit Bewegung wie Yoga, Qigong oder Gymnastik.

Nieren

Die Nieren regulieren die Mineralien im Körper und begünstigen Entgiftung und Entsäuerung. Unterstützen Sie Ihren Zellzwischenraum und Ihre Nieren, indem Sie viel lebendiges Wasser trinken. Wärmen Sie darüber hinaus gelegentlich den Rücken sowie Fußsohlen und Fußknöchel mit einer Wärmepackung, denn hier befinden sich wichtige Punkte zur Unterstützung Ihrer Nierenfunktion.

Beschwerden beachten

Sollten während der Entschlackungskur Beschwerden auftreten und länger als drei Tage anhalten oder vorhandene Beschwerden sich verschlimmern, suchen Sie sofort einen Arzt auf. Es könnten bisher unerkannte Toxinbelastungen vorliegen, die der Behandlung bedürfen (siehe auch das Kapitel »Gifte für Gehirn und Nerven«).

Kümmern Sie sich auch um Ihre Seele!

Da der Stoffwechsel bei Seelenschmerz auf Anspannung und Stressstoffwechsel umschaltet und auch das vegetative Nervensystem dann die Entgiftung und Entsäuerung der Zellen blockieren kann, sorgt Ihre Seele möglicherweise bei bester basischer Ernährung für eine überstarke Säureproduktion und zunehmende Verschlackung des Gewebes. Dies ist vor allem dann der Fall, wenn Sie nicht in Übereinstimmung mit Ihren innersten Werten, Zielen und Bedürfnissen leben. Spüren Sie deshalb nach Ihren ureigensten inneren Bedürfnissen und Ihrem Lebenssinn, dann können Sie auch bei starkem äußerem Stress sehr ausgeglichen und basisch bleiben. Pflegen Sie eine Balance zwischen Beruf, Freizeit, Familie, Freunden und Alleinsein, damit Ihre Seele auftanken kann und Ihr Körper regulationsfähig bleibt. Suchen Sie zudem den persönlichen Austausch mit Leidensgenossen, etwa in Selbsthilfegruppen (siehe Adressen Seite 124, 125) oder mit Ihnen nahe stehenden Personen. Denn es ist mittlerweile wissenschaftlich erwiesen: Geteiltes Leid ist halbes Leid.

Teufelskreis Übergewicht

Bei 80 Prozent der Menschen mit Übergewicht kommt es früher oder später zu erheblichen psychischen Störungen. Nicht selten ist ein Botenstoffmangel im Gehirn die Ursache dafür. Durch »FdH« und Diäten ohne entsprechende Nahrungsergänzung verschlimmert sich dieser noch.

ERFOLGSTIPP

Stabilisieren Sie Ihr Seelenleben, indem Sie ein geliebtes Hobby ausüben oder singen, am besten im Chor. Singen macht glücklicher und intelligenter: Es aktiviert Glücksbotenstoffe im Gehirn, fördert Lernfähigkeit und Intelligenz – auch schon bei Kindern –, reinigt den Körper, massiert sanft die Organe und baut wirksam und sehr schnell belastenden Seelenstress ab.

ERFOLGSTIPP

Um Ihre Seele zu pflegen, können Sie im Alltag selbst sehr viel tun:

> Gönnen Sie sich täglich mindestens zehn Minuten Ruhe! Meditieren, tagträumen oder beten Sie dabei – das führt Sie zu Ihren inneren Quellen, und Sie tanken auf.

> Stellen Sie sich zweimal pro Woche für etwa 15 Minuten bewusst positive Situationen vor, während Sie Überkreuzbewegungen (siehe Seite 54) machen: Sprechen Sie dabei Sätze mit positivem Inhalt laut aus, das verstärkt Ihre innere Balance. Zum Beispiel: »Ich lasse zu, dass ich jeden Tag gesünder werde und mich wohlfühle«, »Ich lasse zu, dass ich meinen Aufgaben gewachsen bin« oder »Ich freue mich über …«

> Nutzen Sie die Kraft des Releasing, einer effektiven Methode zum Loslassen von Stress und Ärger und zur allgemeinen Seelenhygiene (siehe Bücher und Adressen Seite 124, 125).

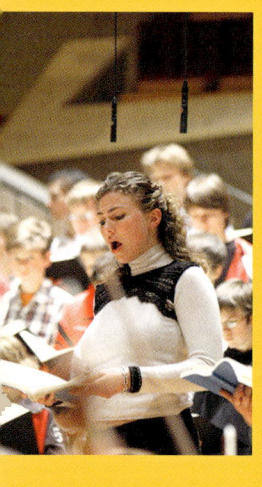

> Lachen Sie so oft, so viel und so laut wie möglich oder machen Sie Lachyoga! So massieren Sie Ihr Zwerchfell, vertiefen die Atmung, lösen Verkrampfungen im Darm, aktivieren Ihr Gehirn und vergrößern Ihre Sauerstoffaufnahme – all das kommt auch Ihrer seelischen Gesundheit zugute.

> Singen und tanzen Sie! Das aktiviert alle Meridiane, fördert Stressabbau und die Verarbeitung von belastenden Ereignissen, und es ermöglicht den Zugang zur echten Lebensfreude.

> Schlafen Sie unbedingt ausreichend. Eine gute nächtliche Erholung ist sehr wichtig für die Entspannung, das Immunsystem, den Hormonstoffwechsel und die Entsäuerung.

> Atmen Sie täglich etwa vier Minuten tief ein und aus und machen Sie jeweils längere Pausen zwischen Ein- und Ausatmen sowie Aus- und Einatmen. Das erhöht die Sauerstoffaufnahme, klärt den Geist und die Empfindungen.

Risiko für Leib und Seele

Die körperlichen und seelischen Zusammenhänge und Wechselwirkungen bei Übergewicht sind vielfältig, fast könnte man gleich von mehreren Teufelskreisen sprechen, die ein nicht unerhebliches Risiko für Leib und Seele darstellen:

> Es gibt bei dicken Menschen nachweislich häufiger Entzündungen und degenerative Erkrankungen als bei normalgewichtigen Personen. Diese Krankheiten verbrauchen wiederum Mikronährstoffe, können Nerven und Gehirn angreifen, verringern den Serotoninspiegel und machen damit noch depressiver.

> Adipöse Menschen erkranken häufiger an Herz-Kreislauf- und Lebererkrankungen, Zuckerkrankheit und Durchblutungsstörungen, die alle wiederum depressiv machen können.

> Der bei Übergewichtigen häufige Bewegungsmangel (siehe Seite 52) führt zu einer Reduzierung der Dopaminrezeptoren und erzeugt einen Serotoninmangel. Dies wirkt sich schlecht auf Stimmung, Kreativität und auf den Bewegungsdrang selbst aus – immer noch weniger Bewegung führt zu noch mehr Seelenleid.

> Bei stark übergewichtigen Menschen und bei Menschen, die mindestens einmal im Leben mehr als 10–15 Prozent Körpergewicht abgenommen haben, liegt meist ein Tryptophanmangel im Körper und damit auch ein Serotoninmangel im Gehirn vor. Dieser und gegebenenfalls auch ein Leptinmangel wird bei Abnehmversuchen und durch den Bewegungsmangel weiter verstärkt.

> Dicksein von Frauen ist in der Öffentlichkeit nicht hoch angesehen und führt daher oft zu sozialem Rückzug, der auf die Stimmung drückt.

> Bei häufigem zu üppigem Essen werden Nahrungsmittel nicht vollständig verdaut, und es kommt zu Fäulnisprozessen und Fehlbesiedlungen im Magen-Darm-Trakt. Dadurch werden die Entgiftungsenzyme der Leber strapaziert. Es kommt zu den seelischen Symptomen einer Neurotoxinbelastung (siehe Seite 113).

WICHTIG

Bei Übergewicht liegen häufig eine Übersäuerung und Verschlackung im Körper vor, die auch zu seelischen Beschwerden und Depressionen führen. Ein Teufelskreis, der immer depressiver macht, denn die Verschlackung verleitet zu mehr Essen und führt zur Botenstoffverminderung. Mit Entschlackungskuren bekämpfen Sie daher nicht nur Ihr Übergewicht, sondern verbessern auch Ihre seelische Verfassung.

Durchbrechen Sie den Teufelskreis

Wenden Sie die bereits beschriebenen Maßnahmen zur Entschlackung und Entgiftung an, und führen Sie hoch dosierte Mikronährstoffe (siehe Kapitel »Wenn Stoffe fehlen«) und auch die essenziellen Aminosäuren zu, damit genügend Botenstoffe gebildet werden können und es der Seele besser geht. Stellen Sie Ihre Ernährung grundsätzlich und langfristig um.

> Legen Sie zweimal monatlich kurzfristige Fastenperioden von ein bis drei Tagen ein, das entschlackt und erhöht den Serotoninspiegel.

> Essen Sie tryptophanreiche Nahrungsmittel (siehe Seite 41) oder nehmen Sie Tryptophan oder Hydroxytryptophan als Nahrungsergänzung zu sich.

> Essen Sie am besten morgens schon pflanzliche Fette, das regt die Verbrennung an und erhöht das Sättigungsgefühl. Entsäuerungsmaßnahmen und Gehirnkost (siehe Seite 81) sollten das Abnehmen begleiten!

> Absolvieren Sie regelmäßig ein Bewegungsprogramm. Bewegung erhöht die Verbrennung, verbessert die Versorgung mit Mikronährstoffen, fördert die Serotoninbildung und kann den Hunger stillen, da Lust- und Hungerzentrum im Gehirn nah beieinander liegen und sich gegenseitig beeinflussen. Wenn Sie dabei noch singen, entsäuern sie noch schneller, bekommen mehr Sauerstoff, Ihre Laune wird stabiler. Sie fühlen sich wohler und sehen auch besser aus, denn die Hautspannung nimmt wieder zu.

> Pflegen Sie auch Ihre Seele (siehe Seite 92).

> Nutzen Sie den Mitmach- und Unterstützungseffekt einer Fasten- oder Abnehmgruppe und die Hilfe eines individuellen qualifizierten Beraters.

> Klären Sie vor dem Abnehmen, ob bei Ihnen Schwermetall- oder andere Neurotoxinbelastungen im Körper vorliegen, denn die Schadstoffe werden beim Abnehmen

ERFOLGSTIPP

Nahrungsergänzung mit Tryptophan, Hydroxytryptophan (apothekenpflichtig) oder tryptophanhaltige Kost plus Bewegung können die Erfolge von Abnehmversuchen deutlich verbessern, den Jo-Jo-Effekt besiegen und depressiven Krisen vorbeugen. Falls die Verbrennung nicht richtig in Gang kommen will oder der Hunger nicht aufhört, sollten Sie zusätzlich essenzielle Aminosäuren zu sich nehmen und ab und an fett, aber ohne Kohlenhydrate essen.

freigesetzt und belasten Körper und Gehirn. Gegebenenfalls sollten die Gifte vor der Abnehmkur ausgeleitet werden (siehe Seite 121–123).

> Meiden Sie Nahrungsmittel, auf die Sie allergisch reagieren. Diese beeinträchtigen das Gehirn und beeinflussen auch ihr Essverhalten negativ.

Wichtige Stoffwechsel-Bluttests

Wenn Sie wissen wollen, wie groß das Defizit an Mikronährstoffen durch Verschlackung oder Aufnahmestörungen der Zellen ist, kann dies anhand von speziellen Laboruntersuchungen überprüft werden, zum Beispiel durch Untersuchungen der Lipidperoxidation und des 8-OH-Desoxyguanosins. Diese beiden Bluttests sagen etwas über die individuelle Versorgung der Zellmembranen und des Zellinneren mit Mikronährstoffen aus. Um zu sehen, wie stark die Verschlackung des Zellzwischenraumes bereits Auswirkungen auf die Stoffwechsel- und damit auch Stimmungshormone Insulin und Leptin gehabt hat und ob bei Ihnen gegebenenfalls ein Risiko für eine Insulin- oder Leptinresistenz besteht (beide Störungen wirken sich negativ auf Ihr seelisches Befinden aus), kann durch folgende weitere Laboruntersuchungen abgeklärt werden:

> Leptin: Niedrige Spiegel zeigen drohenden Diabetes oder einen genetischen Defekt an.

> Adiponectin: Hormon, welches von Fettzellen gebildet wird. Niedrige Spiegel können eine drohende Zuckerkrankheit anzeigen.

> Intaktes Proinsulin: wichtig für alle mit Diabetes Typ II in der Familie und bei Übergewicht. Hohe Spiegel zeigen eine entstehende Blutzuckerkrankheit an.

> Hochsensitives CRP, BSG, Cytokine: zeigen Entzündungen an, die sich negativ auf den Serotoninspiegel auswirken und bei übergewichtigen Menschen gehäuft auftreten.

> DHEA: Hormon der Nebennieren und Keimdrüsen, welches den Stoffwechsel aktiviert. Bei zu niedrigem Wert besteht ein Hinweis auf hormonell bedingte Stoffwechselstörung.

FASTEN STATT PILLEN

Allein die Reduktion von Essen, Fasten oder eine Gewichtsreduktion von etwa zehn Prozent erhöhen kurzfristig die Serotoninkonzentration im Gehirn und können eine bestehende Insulinresistenz durchbrechen. Der stimmungsaufhellende Effekt, der dadurch erreicht wird ist besser als der von Antidepressiva! Eine Eiweißabbaukost (siehe Seite 89) erzielt dieselbe Wirkung (wenn kein Tryptophanmangel vorliegt).

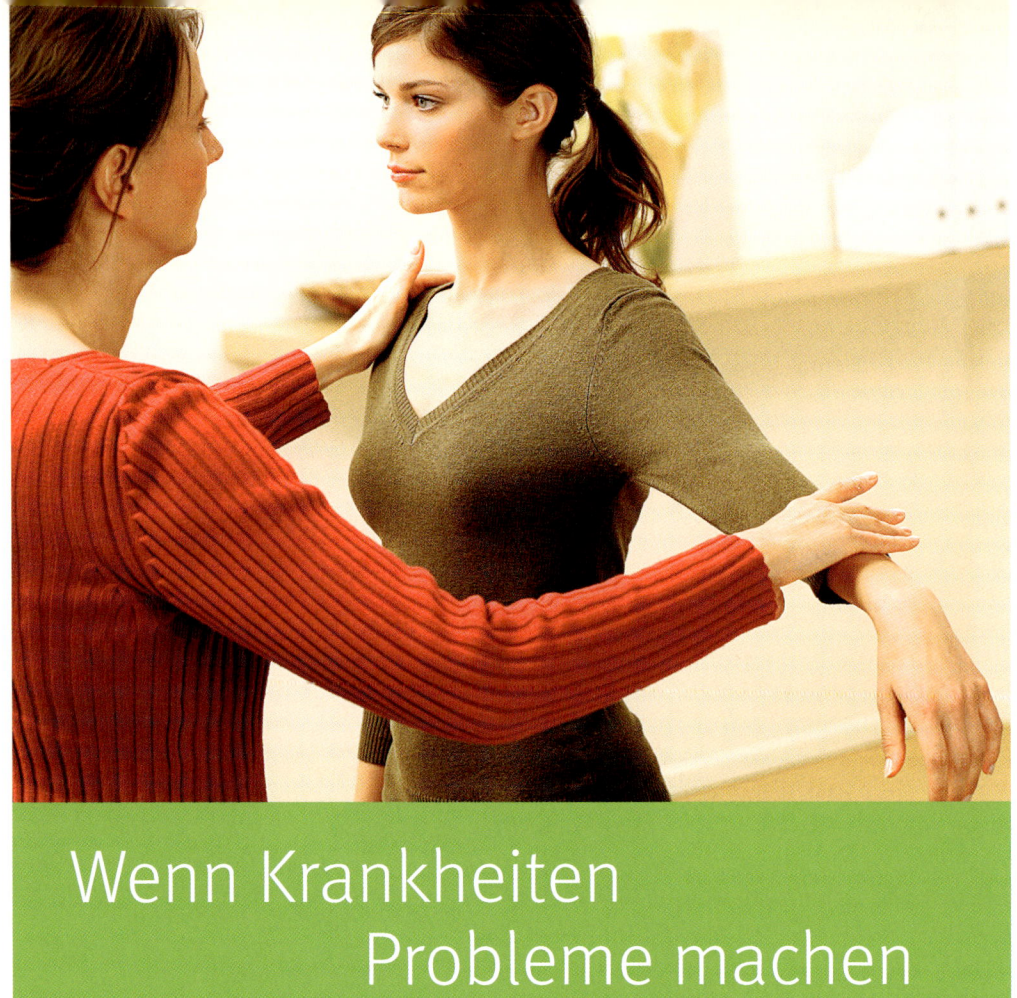

Wenn Krankheiten
Probleme machen

Durch kinesiologische Austestung (Armtest) können Krankheitsursachen, aber auch Behandlungsmöglichkeiten gefunden werden.

Alle Organe und damit auch Organerkrankungen wirken auf den Stoffwechsel sowie auf die Versorgung und Entgiftung des Gehirns und der Nervenzellen. Damit beeinflussen sie immer auch den Botenstoffwechsel und unser Fühlen und Denken. Auch die Hormone spielen eine erhebliche Rolle für das Seelenleben, denn sie aktivieren oder unterdrücken die Botenstoffbildung und wirken auch selbst als Botenstoffe auf Nervenzellen ein. Jedes Organ und jede Hormondrüse hat also ihre eigene Beziehung zum emotionalen Erleben, und natürlich beeinflussen Gefühle auch unsere Organe. Zwischen dem Immunsystem und unserem seelischen Erleben gibt es ebenfalls eine intensive Wechselbeziehung, denn Botenstoffe und Hormone aktivieren und unterdrücken die Immunzellen. Infektionen und Entzündungen, auch solche, die sich gegen körpereigenes Gewebe richten (Autoimmunstörungen), können in akuter wie auch chronischer Form das Nervensystem befallen und sich so auf die Psyche auswirken. Infektionen und chronische Schmerzen führen, auch wenn sie »nur« im Körper stattfinden, bereits nach wenigen Tagen zu einer deutlichen Verringerung von Serotonin im Gehirn, und jeder weiß, wie schwer es ist, unter Schmerzen die gute Laune zu behalten. Oft werden all diese Zusammenhänge nicht genügend beachtet. In diesem Kapitel erfahren Sie einige wichtige Zusammenhänge zwischen Leber, Herz, Hormonstoffwechsel, Infektionen und Verletzungen der Wirbelsäule einerseits und den Seelenzuständen andererseits.

TIPP

Falls Sie unter seelischen Beschwerden und auch unter Organerkrankungen leiden, suchen Sie sich möglichst einen ganzheitlich arbeitenden Therapeuten, der die seelisch-körperlichen Zusammenhänge umfassend erkennen und behandeln kann, denn die Grenzen der Selbstdiagnostik und Selbstbehandlung sind in solchen Fällen meistens erreicht!

Wenn Organe streiken

Beim Vorliegen massiver Organschädigungen, aber auch schon, wenn die Schädigungen durch Labortests, Computertomografie oder Ultraschall noch nicht nachweisbar sind, kann es zu erheblichen Dysbalancen von Stimmung und Denken kommen. Die klassischen Laborwerte zeigen einen Befund für Leber und Nieren ohnehin erst an, wenn bereits mehr als 50 Prozent der Zellen geschädigt sind. Die Diagnostik solcher Organstörungen und damit auch die Besserung der seelischen Verfassung gelingt daher oft nur mit sehr feinen, vegetativ aussagekräftigen Methoden (siehe Seite 18).

Bei Organstörungen stimmt oft auch der Zusammenklang der Meridianenergien nicht mehr (siehe Seite 31), und es kommt zum Überwiegen der einen oder anderen Emotionen. Wichtig ist, diese Organfehlfunktionen oder Meridiandysbalancen rechtzeitig herauszufinden und dem jeweiligen Organ nebenwirkungsarme (!) Hilfen zu geben, damit es seine Funktion reibungslos erfüllen kann.

Die Leber – Stoffwechsel- und Entgiftungszentrale

Die Leber ist das zentrale Entgiftungsorgan und zudem unser wichtigstes Organ für die Entsäuerung, den Eiweiß-, Fett- und Hormonstoffwechsel. Damit ist sie auch für die Bereitstellung von wichtigen Baustoffen für die Botenstoffe und den Membranaufbau des Gehirns zuständig. Die Leber kann aber nur richtig funktionieren, wenn ihr genügend Nährstoffe und Mikronährstoffe zur Verfügung stehen (siehe Kapitel »Wenn Stoffe fehlen«). Ist ihre Entsäuerungs- und Entgiftungsfunktion jedoch eingeschränkt, entsteht ein Einfallstor für chronische Infektionen und Krankheiten sowie für die Anhäufung von Nervengiften und damit auch für jede Form der seelischen Störung.

Bei 10 bis 15 Prozent der Bevölkerung gibt es erworbene oder genetisch bedingte Störungen der Entgiftungsenzyme Glutathion oder Superoxiddismutase (SOD), die wichtigste Funktionen in der Leber bei der Ausscheidung von Giften (siehe Seite 121) und Medikamenten (siehe Seite 54) erfüllen. Wie gut Ihre individuelle Entgiftungsfähigkeit und wie hoch Ihr individueller Schutz gegen Gifte ist, können Sie durch folgende Laboruntersuchungen herausfinden lassen: Glutathion-S-Transferase, Koffeinabbau, Superoxiddismutase 2, SOD, Malondialdehyd, Diaminooxidase, Glutathion-S-Transferasen-Subtypen M1, T1, P1, M3; CYP 1A1 und 1A2, NAT 2, Zink, Selen, Coenzym Q10, Glutathionperoxidase, Lipidperoxidation, 8-OH-Desoxyguanosin, antioxidative Kapazität. Erworbene Ursachen eines solchen Entgiftungsenzymmangels können zum Beispiel Mikronährstoffmangel, Giftbelastungen oder Auswirkungen von Leberinfektionen sein.

Wenn die Entgiftungszentrale streikt, beginnt ein Teufelskreis für viele seelische und körperliche Erkrankungen, nicht zuletzt deshalb, weil sich immer mehr Infektionen dauerhaft einnisten können. Empfindlichkeit auf Umweltgifte (MCS siehe Seite 113), die Entwicklung

SYMPTOME FÜR EINE LEBERSTÖRUNG

Depressivität, Aggressivität, Reizbarkeit, Halluzinationen, Konzentrationsstörungen, schlechtes Gedächtnis, Zwangsstörungen, Antriebsmangel, Unentschiedenheit, Willensschwäche, dumpfes Gefühl im Kopf, Gedankenleere, akute und chronische Müdigkeit (CFS), Schlafstörungen, Kopfweh, wiederkehrende Infekte, laute Stimme, Erektionsstörungen, Allergieentwicklung, Empfindlichkeit auf Umweltgifte (MCS), Medikamentenunverträglichkeit, Kaffeeunverträglichkeit

einer bleiernen Müdigkeit, chronischer Nervenschmerzen oder einer Fibromyalgie (siehe Seite 120) sind weitere Folgen, und sämtliche Organe im Körper sind einer schleichenden Vergiftung und zunehmenden Übersäuerung ausgesetzt. Durch das Fehlen von Boten- und Membranaufbaustoffen kommt es zu mentalen Abbauprozessen, verringerter Belastungsfähigkeit, und das »Botenstofforchester« erzeugt zunehmend Missklänge, die das soziale Leben schwer beeinträchtigen können, wie jeder Angehörige von Alkoholkranken, aber auch von Menschen mit chronischen Leberentzündungen weiß.

Da die Leber in vielerlei Beziehung also auch für Nerven und Gehirn sehr bedeutend ist, wundert es nicht, dass Infektionen und Impfungen mit Keimen, welche die Leber schädigen können, auch die Psyche stark in Mitleidenschaft ziehen können, etwa Epstein-Barr-Virus, Masern, Mumps, Hepatitis B oder C, Herpes Typ VI, Cytomegalie, Coxackie, Borrelien, Toxoplasmose, HIV, Syphilis, Candida- und andere Pilzinfektionen. Solche Erkrankungen (beziehungsweise Impfungen) können zum Teil jahrelangen Einfluss auf die energetische oder auch organische Leberfunktion, den Stoffwechsel und das seelische Befinden nehmen und ein chronisches Müdigkeitssyndrom (CFS) oder chronisches Schmerzsyndrom auslösen.

Leberkur Stufe 1 – Basisprogramm im Alltag

> Legen Sie sich am besten täglich mit einer Wärmepackung auf dem Oberbauch (rechts) für etwa 15–30 Minuten hin.
> Verzichten Sie möglichst auf Medikamente, Süßigkeiten und Alkohol und bewegen Sie sich regelmäßig.
> Nehmen Sie am besten täglich vom Vitamin-B-Komplex je 25 mg und 25 µg Vitamin B_{12}, Folsäure 5 mg, natürliches Vitamin C 3 x 200 mg, Magnesium 400 mg, Zink (als -orotat oder -histidin) 5–20 mg und Selen 50 µg (an Hefe gebundenes Selenmethionin).
> Nutzen Sie im Alltag die Mega-Entgifter Zwiebel, Apfel und Knoblauch möglichst einmal täglich roh oder gekocht, und essen Sie viel frisches Obst und Gemüse, vor allem reife Tomaten.

TIPP

Bei Enzymmangel sollten Sie zwei- bis dreimal im Jahr über vier Wochen eine Leberkur machen und Schwermetalle entgiften (siehe Seite 121). Wenn Sie noch mehr tun wollen: Gönnen Sie sich eine Infusionskur mit Vitamin C (3 g), Glutathion (600 mg) und Alpha-Liponsäure mindestens 3 x wöchentlich über zwei bis vier Wochen.

Eine Wärmepackung im Liegen fördert die Entgiftungsprozesse und Stoffwechselleistungen der Leber. Nutzen Sie die Zeit für ein Schläfchen.

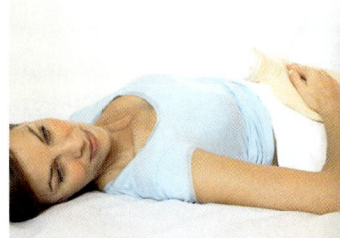

> Regen Sie die Galleausscheidung circa zwei- bis dreimal pro Woche an durch ungesüßtes Apfelmus, reichlich Bitterstoffe und Senföle (Rucola, Chicorée, Rettich, Radieschen, Senf) und indem Sie zum Frühstück einen Esslöffel Raps- oder Leinöl mit Zitronensaft, Salz und einer Prise Cayennepfeffer einnehmen.

Bei chronischen Leberbelastungen, Übergewicht, Zuckerkrankheit, Neurotoxinbelastungen und Infektionen haben sich – zusätzlich zu den Maßnahmen im Basisprogramm – die weiteren Maßnahmen der Leberkur bewährt. Die darin enthaltenen leberunterstützenden Tipps können Sie auch als Ganzes oder in Teilen in Ihren Alltag übernehmen.

Leberkur Stufe 2 – vier Wochen

> Beherzigen Sie die allgemeinen Regeln zur Pflege Ihrer Leber aus dem Basisprogramm.
> Trinken Sie täglich 2–4 l lebendiges Wasser und 200 ml biologischen Karottensaft.
> Meiden Sie Alkohol, Kaffee, schwarzen und grünen Tee.
> Meiden Sie alles an Nahrungsmitteln, was Sie nicht gut vertragen oder worauf Sie allergisch sind, denn nur, wenn nicht dauernd Höchstleistungen von der Leber verlangt werden, kann sie sich um andere Dinge kümmern.
> Führen Sie sich weitere Leberschutzstoffe zu: Choline, Phospholipide, zum Beispiel in Form von Eiern oder Lecithin, schwefelhaltige Stoffe (in Knoblauch, Zwiebeln), Brombeer- oder anderem Schwarzbeerensaft (OPC-haltig), Vitamin E 200–800 i. E., Inositol 500 mg, Molybdän 50 mg, Mangan 2 mg.
> Nehmen Sie statt einem zwei Esslöffel natürliche kalt geschlagene Pflanzenöle wie Raps- oder Leinöl mit hohem Omega-3-Anteil zu sich (möglichst keine Fischölkapseln, diese enthalten oft Schwermetallverbindungen) und gegen elf Uhr am Vormittag einen Teelöffel Kurkuma in Wasser oder Fruchtsaft.

Leberkur Stufe 3

Bei Schwermetallbelastung, chronischen Leber- oder auch sonstigen Infektionen, chronischer Krankheit oder Enzymgiftungsstörung sollten Sie die Entgiftung Ihrer Leber mit speziellen Leberschutzstoffen fördern, die Sie am besten individuell mit vegetativen Testmethoden austesten lassen: NADH, S-Adenosylmethionin (SAM) und Ornithin, Omega-3-Fettsäuren, Alpha-Liponsäure, Spirulina- oder Chlorella-Algen, Lysin, Mariendistel, Löwenzahnwurzel, Bärentraubenblättertee, Brennnesselblätter, Faulbaumrinde, Artischocke und Zanthin (Mikroalge Haematococcus pluvialis), Chelidonium (auch homöopathisch), Eibischwurzel. Nehmen Sie zusätzlich zu den Schutzstoffen aus Stufe 1, 2 und 3 noch essenzielle Aminosäuren und die für die Entgiftung wichtigen Aminosäuren wie Glycin, Taurin, Glutamin, L-Cystein (siehe auch Seite 80).

Das Herz – Kraft für Leib und Seele

Das Herz pumpt den ganzen Tag sämtliche Hormone, Nährstoffe und natürlich auch das Blut durch den gesamten Körper und versorgt diesen mit Sauerstoff. Es hat eine besondere Beziehung zum Geist – wie schon die alten Chinesen wussten – und auch zur Seele und Stimmungslage: 50 Prozent aller Herzinfarktpatienten zeigen behandlungswürdige Depressionen, und viele Herzerkrankungen lösen schwere Depressionen, Verwirrtheit oder extreme Reizbarkeit und Aggressivität aus. Auch Herzmedikamente können seelische Nebenwirkungen hervorrufen, aber auch seelische Beschwerden, die im Zusammenhang mit einer Herzkrankheit standen, heilen. Alzheimersymptome oder Koma haben sich zurückgebildet, wenn unpassende Herzmittel reduziert oder abgesetzt wurden. Doch Achtung: Diagnostik und Therapie der Herzschwäche wie auch Änderungen der Medikation gehören immer in die Hände erfahrener Kardiologen.

Wenn die Pumpleistung stark nachlässt und damit das Gehirn schlechter durchblutet wird, etwa bei Herzschwäche oder nach Herzinfarkten, werden Serotonin, aber auch Dopamin und GABA (siehe Seite 37, 42 und 45) nur noch verringert gebildet, und es kann zu schweren Depressionen und Reizbarkeit kommen. Serotonin hat auch einen Einfluss auf den Herzschlag und kann, wenn zu viel oder zu wenig davon vorliegt, Herzrhythmus-

TIPP

Verstärken Sie den Entgiftungseffekt durch drei Tage Fasten mit Einläufen, Sauna und Bewegung.

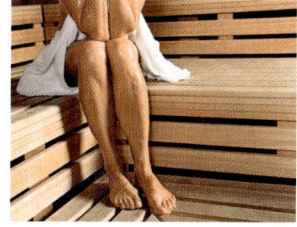

TIPP

Wichtige Nährstoffe für das Herz sind die Vitamine des B-Komplexes, auch B_{12}, Vitamin C, Folsäure, Magnesium, Kalium, Calcium, L-Carnitin, Arginin, Lysin, Coenzym Q10, Lecithin. Es gibt viele Zusammensetzungen mit einem hohen Mineralienanteil (Kalium- und Magnesium) und andere, welche die Aminosäuren enthalten; diese sollten kombiniert werden.

SCHUTZ VOR INFARKT, SCHUTZ FÜR DIE PSYCHE!

Eine Studie mit 42 000 Männern über 16 Jahre zeigte, dass 62 Prozent weniger Herzinfarkte auftreten, wenn die folgenden fünf Punkte beachtet wurden:

> Body Mass Index (Gewicht in kg geteilt durch Körpergröße in m im Quadrat) unter 25
> körperliche Aktivität von mindestens 30 Minuten täglich
> mäßiger Alkoholgenuss von maximal 5–30 g täglich
> gesunde Ernährung (viel Obst und Gemüse)
> kein Nikotin

Wenn nur einer dieser Punkte umgesetzt wird, sinkt nach den Erkenntnissen dieser Studie das Risiko, einen Infarkt zu bekommen, um 21 Prozent, bei zwei Punkten bereits um 26 Prozent. Alle genannten Maßnahmen fördern auch den Serotoninspiegel des Gehirns und stützen damit Psyche, Immunsystem und Stressbelastungsfähigkeit!

störungen auslösen. Was viele nicht wissen: Herzschwäche tritt nicht nur im Alter auf, sondern auch, wenn Vitamin- oder Mineralienmangel herrscht, und zu viele Medikamente oder Alkohol wirken giftig auf Herznerven und Herzmuskelzellen.

Die Schilddrüse – Hormone für Wärme und Stimmung

Die Schilddrüse bildet das Stoffwechsel- und Psychohormon Thyroxin und steuert unter anderem die Verbrennungsleistungen der Zellen, damit ist sie für die Körperwärme zuständig. Sie reagiert auf Stress und Stimmungslagen, erzeugt aber auch Stress und seelische Beschwerden, wenn sie erkrankt ist oder wenn einer oder mehrere für die Thyroxinbildung benötigten Mikronährstoffe fehlen: Vitamine B_6 und B_{12}, Zink, Selen, Folsäure, Jod, Vitamin D und Calcium. Viele der genannten Mikronährstoffe sind häufig Mangelware, und so kommt es zu vielen, teilweise latenten Unterfunktionen der Schilddrüse, bei denen die Schilddrüsenwerte T3, T4, TSH zwar vielleicht im Normbereich liegen, Auto-Antikörper gegen Schilddrüsengewebe, Belastungstests für die Schilddrüse (TRH-Test) oder auch vegetative Testungen die Unterfunktion jedoch anzeigen. Unterfunktionen treten besonders nach Schwangerschaften, bei Menschen über 60 Jahren, bei

Depressiven und nach schweren Krankheiten, Chemotherapien, Bestrahlungen, aber auch nach seelischem Stress auf. Eine chronische Entzündung, die ebenfalls sehr häufig bei Unterfunktionen vorliegt, ist durch Bestimmung der Auto-Antikörper gegen Schilddrüse und Ultraschalluntersuchungen festzustellen. Unterfunktionen können zu Kropf-, Knoten- oder Zystenbildung führen, aber auch zu ganz erheblichen seelischen Beschwerden. Liegen psychische Probleme vor, sollten Sie Ihre Schilddrüse unbedingt untersuchen lassen, denn bei 15–25 Prozent der Depressiven liegen Schilddrüsenstörungen in Form von Unterfunktionen vor. Auch wenn die Schilddrüsenwerte normal sind, kann Schilddrüsenhormon (rezeptpflichtig) bei Depressionen helfen.

Keimdrüsen und Stimmung

Die Keimdrüsen und ihre Hormone haben bei Männern und Frauen oft die Hand im Spiel, wenn es um seelische Beschwerden geht, denn die Sexualhormone sind nicht nur

ERFOLGSTIPP

Probieren Sie folgenden Nährstoffcocktail. Wenn sich nach zwei Monaten Ihre seelischen Beschwerden dann gebessert haben, lag vermutlich ein Mikronährstoffmangel vor, der Botenstoffbildung und/oder Schilddrüse beeinträchtigte: täglich Vitamin-B-Komplex je mindestens 20 mg, B_{12} 20 µg, Vitamin D 200 i. E. und an fünf Tagen in der Woche Selen (Hefe) 50 µg, Zinkhistidin oder -orotsäure 20 mg, Calcium 400 mg und Magnesium 400 mg. Falls keine Gegenanzeigen oder Unverträglichkeit vorliegen: täglich Jod, am besten 10 x 200 mg Chlorella- oder Spirulina-Algen oder – wenn Sie diese nicht vertragen – Kaliumjodid 100 µg.

SYMPTOME BEI SCHILDDRÜSENSTÖRUNGEN

Die typischen seelischen Symptome einer Unterfunktion der Schilddrüse wie niedergeschlagene Stimmung, Antriebslosigkeit, Lustlosigkeit, Teilnahmslosigkeit bis hin zu schwersten Depressionen und Selbstmordneigung, Angstzuständen, Energiemangel, Müdigkeit, Weinen, Konzentrationsstörungen und Gedächtnisstörungen finden Sie auch bei Vitamin-B_6- oder Vitamin-B_{12}-Mangel, sodass

Sie durch eine Mikronährstoffkur oft schnell herausfinden, ob die Unterfunktion die Henne oder das Ei ist.
Bei Überfunktion der Schilddrüse kommt es neben Gewichtsverlust, Bluthochdruck und Herzklopfen zu häufigen Stimmungsschwankungen, Weinen, Depressivität, Müdigkeit, heißer, schweißiger Haut, Zittern der Finger sowie zu Schlafstörungen.

wichtig für unsere Fortpflanzungsfähigkeit, sondern wirken auch auf unsere Liebeslust, die Schilddrüse und den Leberstoffwechsel ein. Darüber hinaus haben sie als Botenstoffe auch eine direkte Wirkung auf Gehirn und Nervensystem. Die wichtigsten Sexualhormone sind Östrogene, Progesteron, Testosteron, DHEA und Oxytocin.

Östrogene wirken bei den meisten Frauen seelisch stabilisierend und antidepressiv, Progesteron eher beruhigend. Testosteron wirkt ebenfalls antidepressiv, und das Nachlassen der Testosteronproduktion in den männlichen Wechseljahren kann ebenfalls zu seelischen Krisen führen. In Umstellungsphasen, also während der Pubertät oder der Wechseljahre, aber auch bei Entzündungen und Hormon- oder Antihormoneinnahme oder wenn die Eierstöcke oder Hoden entfernt werden, kommt es daher häufig auch zu seelischen Turbulenzen und Beeinträchtigungen, die jedoch individuell sehr unterschiedlich ausfallen können. Auch die Antibabypille und Neuroleptika (siehe Seite 55 und 57) greifen in den Hormonhaushalt und damit in das Seelenleben ein.

Wechseljahre und DHEA

In den Wechseljahren der Frauen und Männer sinkt außer Östrogen bei Frauen und Testosteron bei Männern auch der DHEA-Spiegel. DHEA wirkt antidepressiv und aktivierend, und es fördert die Fettverbrennung. Es wird in den Keimdrüsen und in den Nebennieren gebildet und gilt als Anti-Aging-Mittel.

Durch Hormonmangel hervorgerufene Depressionen sprechen bei Männern und Frauen oft nicht auf antidepressive Medikamente an, sondern erfordern Hormonsubstitution. Da männliche wie weibliche Hormone und DHEA auch das Wachstum von Krebszellen fördern können, sind diese hormonellen Maßnahmen nur eingeschränkt zu empfehlen. Hormonsubstitution gehört in jedem Fall in die Hände von erfahrenen Ärzten.

Prämenstruelles Syndrom und Progesteron

Das Abfallen des Progesterons kurz vor der Regel kann bei manchen Frauen Stimmungsschwankungen, Weinerlichkeit, Reizbarkeit, Depressivität, Früherwachen, aber auch – und gar nicht selten – Aggressivität und Putzwut auslösen (Prämenstruell depressives Syndrom). Oft stecken unerkannte oder durch Laboruntersuchungen nicht erkennbare Schilddrüsenstörungen, Leberstörungen, Entgiftungsenzymmangel, Nahrungsmittelallergien, chronische Schwermetallvergiftungen, Narbenstörungen oder Mangelerscheinungen hinter diesen Symptomen. Sie können die Beschwerden daher meist gut abfedern, wenn Sie als Erstes Ihre Narben entstören lassen, einige Monate Mikronährstoffe für Schilddrüse und Leber einnehmen und eine Schwermetallentgiftung durchführen (siehe Seite 61 und 78 und 121). Machen Sie zunächst eine Aufbauspritzenkur mit Vitamin B_{12}, damit nicht verborgene Aufnahmestörungen für B_{12} einen Erfolg verhindern. Wenn der Abstand zwischen Eisprung und Einsetzen der Regel geringer ist als 13 Tage, liegt oft ein Progesteron- beziehungsweise Gelbkörperhormonmangel vor, und die Fruchtbarkeit ist beeinträchtigt. 40 Tropfen oder zwei Dragees Agnus castus morgens über mehrere Monate haben bereits vielen Frauen geholfen.

WECHSELJAHRE DES MANNES – SYMPTOME

Zunehmende Verlangsamung und Reizbarkeit, Einsilbigkeit, sozialer Rückzug, abnehmende sexuelle Lust (manchmal auch gesteigerte Lust), Erektionsstörungen, Depressivität, Konzentrationsstörungen, Schlafstörungen, verringerte Fähigkeit, mehrere Dinge auf einmal zu machen, reduzierte seelische Belastbarkeit, zunehmendes Gewicht, schwindende Muskelmasse

Empfindlicher Knotenpunkt: Halswirbelsäule

Wenn das Gehirn und die Nerven in Kopf, Rückenmark, im Bereich der Gliedmaßen oder der vegetativen Fasern, die sich im Halsbereich gleich mehrfach zu kleinen Schaltzentralen zusammenschließen, verletzt werden, kann dies erhebliche Auswirkungen auf den Nervenstoffwechsel haben und damit auch massive körperliche wie seelische Folgen. Die Nerven können dann mit Dauerfeuer, etwa chronischer Aufgeregtheit, Schmerzen, überschießenden Gefühlsreaktionen, reagieren oder mit einer Abschaltreaktion, wie zum Beispiel Taubheitsgefühl, Kälte, fehlende Gefühlsreaktionen oder Weggetretensein. Das bedeutet auch eine drastische Änderung der Botenstoffproduktion sowie eine gestörte Weiterleitung von Informationen an andere Nerven. Daher kommt es gehäuft nach Schlaganfällen, Gehirnoperationen, Halswirbel-, Wirbelsäulen- oder Steißbeinverletzungen auch zu seelischen Störungen, meist in Form von Depressionen, aber auch Krampfneigung und Verwirrung können auftreten.

Symptome bei instabiler Halswirbelsäule

Wenn durch ein Schleudertrauma der Halswirbelsäule (HWS) Bindegewebsfasern, Muskulatur, Blutgefäße und vegetative Fasern überdehnt oder verletzt werden, kommt es oft zu einer chronischen Instabilität der Halswirbel. Die Wirbel werden zu beweglich und drücken deshalb immer wieder – insbesondere bei Kopfdrehungen oder -beugungen – auf die benachbarten Nerven und Blutgefäße und beeinflussen so auch den Gehirn- und Körperstoffwechsel (Neigung zu häufigen Unterzuckerungen und Enzymblockierungen). Auch die Blut-Hirn-Schranke (Seite 22) kann dadurch dauerhaft geschädigt werden. Dies alles führt sehr häufig zu verschiedenen, oft als seelisch bedingt eingestuften vegetativen Beschwerden, zu Störungen der Entgiftungsenzyme und einer meist nicht erkannten Stoffwechselstörung, der Kryptopyrrolurie, die einen deutlich erhöhten Bedarf an Vitamin B_6, B_{12}, Zink und Selen erzeugt. Diese Störungsbilder erfordern spezielle Behandlung, sonst ist eine Spirale von chronischen körperlichen und seelischen Krankheiten bis hin zur Schizophrenie die Folge.

> Körperliche Symptome: Neigung zu Ohnmachtsanfällen oder Krämpfen wegen Unterzuckerungen, Symptome wie bei MCS (siehe Seite 113), Schwindel beim Drehen, Beugen oder Zurücklegen des Kopfes; nächtliches Herzrasen, Wasserlassen und Einschlafen der Hände; Alkoholunverträglich-

WICHTIG
Störungen der Blut-Hirn-Schranke können auch durch Nahrungsmittelallergien, chronische Infektionen, alte Hirnhautentzündungen, frühere Gehirnoperationen oder Vergiftungen durch Schwermetalle, Nervengifte und alte Zahnherde hervorgerufen werden. Lassen Sie die genauen Ursachen mit vegetativen Testungen abklären und entsprechend behandeln.

CHECKLISTE HALSWIRBELSÄULENVERLETZUNG

> Gab es eine problematische Geburt, Steißbein- oder Zangengeburt oder Nervenschäden nach der Geburt? Verlief anschließend Ihre Entwicklung in der Kindheit normal?

> Gab es Auffahrunfälle mit nachfolgendem Kopfweh oder Bewusstlosigkeit?

> Gab es sonstige Schläge oder Stöße gegen die HWS?

> Gab es Stürze auf den Kopf, den Po (Steißbein) oder sonstigen Aufprall oder Verletzungen der Wirbelsäule oder Wirbelsäulenoperationen?

Wenn einer oder mehrere dieser Punkte zutreffen, sollten Sie einen erfahrenen Behandler (möglichst einen Osteopathen) um eine genaue Diagnose bitten (siehe Adressen Seite 124, 125).

---

keit; Überempfindlichkeit gegen Geräusche, Licht oder Gerüche; dicke Tränensäcke morgens, Nahrungsmittelallergien, Migräne, Tinnitus, Störungen der Harnblase, Immunstörungen, chronische Entzündungen

> Häufige psychische Symptome: Symptome wie bei Störungen der Blut-Hirn-Schranke (siehe Seite 22), Aggressivität, Konzentrationsstörungen bei längeren Hungerphasen, depressive Zustände, Schlafstörungen vorwiegend in Rückenlage, Denkstörungen, Lernstörungen, stark schwankende Tagesverfassungen, Reizbarkeit, geringe Ausdauer bei geistiger Arbeit, Hyperkinetik, falsche Wahrnehmungen, Schizophrenie

Was tun bei Halswirbelsäulenverletzung und Schleudertrauma?

Wenn Symptome und Ursachenforschung auf eine Halswirbelsäulenverletzung oder ein Schleudertrauma als Ursache der Beschwerden hindeuten, können Sie der Sache noch durch folgende diagnostische Maßnahmen nachgehen:

> SPECT-Röntgenuntersuchung, um die Stoffwechselfolgen eines Schleudertraumas im Gehirn abschätzen zu können,

> Laboruntersuchungen, die eine Störung der Blut-Hirn-Schranke anzeigen (diese kann allerdings verschiedene Ursachen ha-

Sanfte craniosacrale Therapie setzt an den vegetativen Nerven und den Gehirn- und Rückenmarkshäuten an. So finden Körper und Nervensystem wieder zu ihrem normalen Funktionszustand.

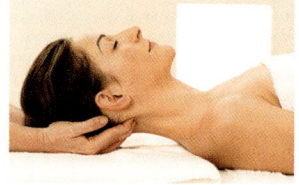

ben), werden nur von Speziallabors durchgeführt (siehe Adressen Seite 126): tiefgefrorener Urin (S 100 Protein, Citrullin), Blutserum (Anti-CCP, CRP, Zink, Vitamin B_6, B_1, B_{12}, Lipidperoxidation).

Folgende therapeutische Maßnahmen könnten bei den chronischen Folgeschäden einer HWS-Verletzung Linderung schaffen:

> hoch dosierte Mikronährstoffe (Vitamin B_{12}, B_1, B_6, E, Zink, Selen, Q10, Inositol, Phosphatidyserin, Tryptophan) und auch Lecithin, Johanniskraut, Melissentee, Hypericum C30 (maximal 3 Wochen 3 x pro Woche 5 Globuli)

> vorsichtige craniosacrale Therapie, Osteopathie, Neuraltherapie im Bereich der HWS, der Kreuzdarmbein- und Steißbeinregion, Entstörung von Narben, klassische Homöopathie

Angriffe auf das Immunsystem

Chronische Infektionen belasten Organe und Gehirn dauerhaft und erzeugen eine deutliche Verringerung von Serotonin im Gehirn, was dann wiederum eine reduzierte Infektabwehr zur Folge hat. Verschiedene Viren schädigen auch die Energiekraftwerke in den Körper- und Nervenzellen und blockieren mit ihren Giften Enzyme. Depressivität, schwere Erschöpfung, neurologische Erscheinungen (Schmerzen in den Beinen oder im Gesicht) oder gar Multiple Sklerose können die Folge sein. Infektionen, die Leber (siehe Seite 99), Herz (Streptokokken, Staphylokokken, Borrelien, Coxackieviren) und Nervenzellen (Herpes Typ VI, Borrelien, Syphilis, Masern, Mumps, Coxackie, Rikettsien, Ehrlichien, Bartonellen, Babesien, Keuchhusten, Haemophilus, Meningokokken) befallen, wirken sich besonders stark im psychischen und auch neurologischen Bereich aus. Und wenn chronische Infektionen länger im Körper wüten, bildet dieser oft auch noch Antiköper gegen die eigenen Organe, gegen Gelenke (Rheuma), Muskeln und häufig sogar auch gegen Nerven und Gehirn. Auch dies kann fatale Folgen für die Persönlichkeit und die seelische Verfassung haben. Übrigens: Zeckenbisserkrankungen werden zu einer immer größeren Bedrohung für die seelische Gesundheit. Bereits 30 Prozent der Bevölkerung sind infiziert!

WICHTIG

Bei chronischen Infektionen sind häufig Behandlungen über viele Monate erforderlich. Ganzheitliche Methoden sind dabei oft effektiver als antibiotische Kuren. Bewährt haben sich Pflanzenheilkunde, Homöopathie, Kinesiologie, Hulda-Clark-Frequenz-Therapie, Nosoden, Enzyme und Pilztherapie.

Infektionen treten seltener auf und gehen schneller vorbei, wenn das körpereigene Abwehrsystem auf Draht ist, das heißt, dass genügend Mikronährstoffe und genügend Entgiftungsenzyme vorhanden sind und keine Umwelt- oder Schwermetallvergiftungen vorliegen. Ist Letzteres der Fall, sollte als Erstes entgiftet werden, dann kommt auch das Immunsystem wieder in Gang. Da akute wie auch chronische Infektionen immer auch Mikronährstoffe verbrauchen, ist es sinnvoll, regelmäßig B-Vitamine, Vitamin C und D sowie Zink, Selen und Eisen einzunehmen und frische pflanzliche Nahrungsmittel regelmäßig auf den Speiseplan zu setzen. Viele Patienten mit chronischen Infektionen wurden wieder gesund, nachdem nur die Quecksilberbelastung oder ein Mikronährstoffmangel beseitigt wurde – ohne die Erreger speziell zu bekämpfen! Außerdem ist Entspannung wichtig, denn Dauerstress unterdrückt Ihre Immunabwehr.

Bakterien, Parasiten und Viren können sich gegenüber dem Immunsystem mit einer Eiweißhülle tarnen (Maskierung) oder sich in den Zellen verstecken, sich dort schlafend stellen und ab und zu einen Krankheitsschub auch mit seelischen oder neurologischen Symptomen auslösen. Dies ist bekannt von Borrelien-, Chlamydien-, Yersinien-, Herpes-, Rikettsien-, Malaria- oder Hepatitis-, aber auch manchen Streptokokkeninfektionen. Therapien müssen in solchen Fällen oft mehrfach im Intervall oder aber über viele Monate durchgeführt und mit anderen, das Immunsystem stärkenden Methoden kombiniert werden. Diese »Trojaner« und »Schläfer« sind nicht leicht zu finden, da sie im Blut oft nicht nachweisbar sind. Am erfolgversprechendsten sind Resonanztestungen wie Kinesiologie, Elektroakupunktur nach Voll, Vegatest und RAC. Mit enzymreicher Frischkost, durch Fasten oder eiweißreduzierte Kost (siehe Seite 89) können die Eiweißhüllen der Trojaner und Schläfer oft »geknackt« werden. Dann ist eine Bekämpfung der Erreger durch das Immunsystem wieder möglich.

WICHTIG

Durch Zecken übertragene Borrelienkeime können – ähnlich wie das HI-Virus – wichtige Teile des Immunsystems lähmen und so weitere Infektionen begünstigen. Sie befallen, oft auch noch nach Jahren, Gelenke, Herz, Nerven und Gehirn und können Depressionen, schwere Schmerzen, Selbstmordneigung, Persönlichkeitsveränderungen, Zwänge oder Schizophrenie auslösen.

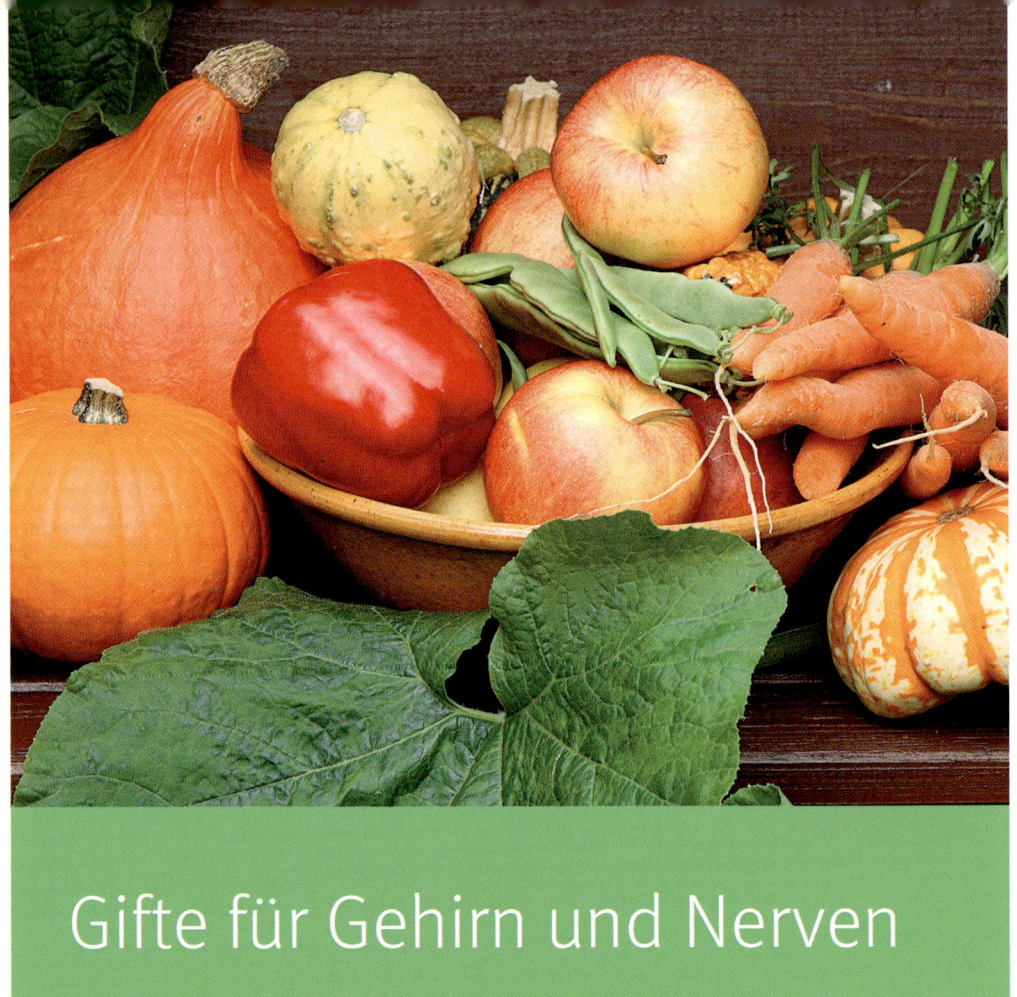

Gifte für Gehirn und Nerven

Viele Nervengifte nehmen wir über die Nahrung auf. Bio-Gemüse und -Obst sind weniger mit Umweltgiften belastet als Nahrungsmittel aus konventionellem Anbau.

Viele Substanzen, die aus der Umwelt in den Körper gelangen, aber auch solche, die im Körper produziert werden, wirken als Nervengifte (Neurotoxine). Dazu zählen zum Beispiel Schwermetalle, Lösungsmittel, Wohnraumgifte, aber auch Stoffwechselprodukte, die von Bakterien, Viren und Pilzen abgesondert werden oder die durch Fäulnis- und Gärungsprozesse im Darm entstehen. Viele Neurotoxine sind fettlöslich und reichern sich über Jahre und Jahrzehnte hinweg im fettreichen Gehirn an (Quecksilber hat etwa eine Halbwertszeit von 22 Jahren im menschlichen Gehirn). Dort blockieren sie Nerven und Hüllzellen in ihren Funktionen, führen zu Botenstoffverarmung und stören so auch das seelische Wohlbefinden. Sie können die Informationsweiterleitung zwischen den Nervenzellen, die Funktion und Bildung der Entgiftungsenzyme sowie Stoffwechselvorgänge behindern oder blockieren und auch zu Störungen der Blut-Hirn-Schranke führen. Neurotoxine können sogar die Gene im Zellkern schädigen. Sie behindern so die Stoffaufnahme in die Zellen und auch die Reparatur von Zellen und darüber hinaus die Funktion

WICHTIG

Sehr viele Menschen haben den Weg aus tiefsten Erschöpfungszuständen, immer wiederkehrenden Zwangsgedanken, schwersten Depressionen und auch aus Psychosen gefunden, sobald ihre Neurotoxinbelastung durch eine fachgerechte Behandlung deutlich reduziert worden war. 80 Prozent der Patienten einer psychiatrischen Klinik erfuhren nach sechs Monaten Schwermetallausleitung eine Besserung oder Heilung.

des Immunsystems. Damit schwächen diese Gifte die Zellen auf vielen Ebenen und machen sie anfälliger für jegliche Belastungen und auch für schwere und degenerative Erkrankungen wie Krebs, Multiple Sklerose und Arthrose. Neurotoxine können auch die elektrische Leitfähigkeit von Nervenzellen verändern, was Taubheitsgefühl, Kribbeln oder schmerzhafte Überempfindlichkeit zur Folge haben kann oder sogar schwere neurologische Krankheiten. Manche dieser Gifte töten Nerven auf Dauer sogar ab und erzeugen so irreparable Schäden.

Zwei für die seelischen Reaktionen ebenfalls sehr wichtige Körpersysteme – neben dem Gehirn – sind besonders empfindlich für Neurotoxineinwirkungen: Das serotonerge Nervensystem (siehe Seite 38), welches alle Gehirnareale vernetzt und harmonisiert, und das vegetative Nervensystem (siehe Seite 23), das alle Blutgefäße, Organe und Knochen erreicht, elektrisch miteinander verbindet und im Zellzwischenraum (siehe Seite 27) seine feinen, empfindlichen Endigungen hat. Das serotonerge Nervensystem ist aufgrund seiner weiten Verzweigtheit, seines aktiven Stoffwechsels und seiner vielen freien offenen Nervenendigungen besonders anfällig für Neurotoxine. Daher sind die Symptome einer Neurotoxinvergiftung häufig denen eines Serotoninmangels (siehe Seite 39) ähnlich, und Betroffene reagieren oft auch positiv

NEUROTOXINE

> Schwermetalle (unter anderen Quecksilber, Blei, Cadmium, Palladium und deren Verbindungen), Amalgam (enthält Quecksilber, Silber, Zinn)

> weitere Zahnmaterialien: Gold, Indium, Platin, Titan

> Leichengifte aus toten Zähnen (Thioäther, Mercaptan)

> Alkohol und Ecstasy (MDMA)

> Umweltgifte, Lösungsmittel, Teer, Abgase, Weichmacher aus Plastik

> Tiergifte (Schlangengifte, Spinnengifte)

> Gifte von Bakterien (Borrelien, Bartonellen, Ehrlichien, Rikettsien, Syphiliserreger, Meningokokken, Keuchhustenerreger, Babesien

> Gifte durch Lebensmittelvergiftung und Antifaltenmittel (Botulinus)

> Gifte von Viren (Epstein-Barr, Herpes, Masern, Mumps, Coxackie, Cytomegalie, Hepatitis B und C), auch Toxine aus Impfstoffen (Hepatitis B, Polio, Masern, Pocken, FSME)

> Fäulnisstoffe aus dem Darm, wenn Nahrungsmittelallergien bestehen oder Nahrungsmittel aus anderen Gründen nicht richtig verdaut werden

> Stoffwechselzwischenprodukte der Leber

auf die Einnahme von seroninfördernden Stoffen. Auch das vegetative Nervensystem reagiert sehr sensibel auf Neurotoxine jeder Art, da es sie über seine millionenfachen freien Enden im Zellzwischenraum direkt aufnimmt und weiterleitet, sodass es zu Funktionsstörungen der Organe und auch zu seelischen Beschwerden kommen kann.

Neurotoxine wirken individuell sehr unterschiedlich auf das Gehirn und die Nerven. Es kommt dabei sowohl auf die individuelle Empfindlichkeit für diese Stoffe an als auch auf die ererbte oder erworbene unterschiedliche Entgiftungsfähigkeit des Organismus. Beides ist durch Labortests bestimmbar. Darüber hinaus spielen die Intaktheit der Blut-Hirn-Schranke (siehe Seite 22) und eine Menge weiterer Belastungsfaktoren eine Rolle, wie Infektionen, Mikronährstoffmangel, Organkrankheiten, Operationen, Meridianblockierungen.

Der Nachweis von Neurotoxinen im Körper ist schwierig, da es so viele verschiedene gibt. Genauere Aussagen über belastende Stoffe liefern folgende Untersuchungen: DMPS-Provokations-/Belastungstest für Schwermetalle, kinesiologische Untersuchungen, RAC-Test, Vegatest, Elektroakupunkturtest nach Voll, Resonanztestungen, VCS-Test, Allergietests auf der Haut; Bluttests: IgE, IgG 4, Lymphozytentransformationstests sowie Gewebsproben (Mundschleimhaut oder Haut). Labortests für Ihre individuelle Entgiftungsfähigkeit und Schutzabwehr finden Sie auf Seite 69.

MCS – Wenn die Entgiftung versagt

Wenn Menschen auf immer mehr Umweltgifte und Nervengiftstoffe mit allergischen Reaktionen oder körperlichen oder seelischen Symptomen reagieren, spricht man von einem »Multiplen Chemikalien-Syndrom«, kurz MCS. Dies liegt bereits bei fünf bis sieben Prozent der Bevölkerung vor, 85 Prozent davon sind Frauen mittleren Alters, und es verbreitet sich immer weiter. Das Syndrom bildet sich aus, wenn Neurotoxine wegen chronischer Schwächung der Entgiftungssysteme oder genetischen Entgiftungsenzymmangels ungebremst auf den Körper einwirken können. Oft entsteht zunächst eine Überempfindlichkeit oder Allergie auf Tabakrauch, chemische Düfte, Klimaanlagen und Nahrungsmittel. Dadurch wird der Aufenthalt in Büros, Restaurants,

SYMPTOME EINER NEUROTOXINVERGIFTUNG

> Depressivität, Schwäche bis hin zu CFS, MCS, Hyperkinetisches Syndrom, AD(H)S, Zwänge, Psychosen, Ängste, erhöhte Reizbarkeit, Denk- und Lernstörungen, sozial auffälliges Verhalten, Störungen der Blut-Hirn-Schranke mit allen Folgen

> Infektanfälligkeit, häufige und chronische Infektionen, Alterserscheinungen, wiederkehrende Kiefereiterungen, Autoimmunerkrankungen, Allergien, Krebs, Multiple Sklerose, Fruchtbarkeitsstörungen, Polyneuropathie, Nervenentzündungen, chronische Schmerzen, chronisches Schulter-Arm-Syndrom, Fibromyalgiesyndrom, Missempfindungen (Taubheitsgefühl, Kribbeln), (Auto-) Immunstörungen, Herzklopfen, nächtliches Schwitzen, Arthrose, Herzkrankheiten, Gehirnabbau und verfrühtes Altern

SYMPTOME BEI MCS

Symptome treten meist direkt bei oder kurz nach dem Kontakt mit den entsprechenden Substanzen auf: Halsschmerzen, Augenbrennen, Schleimhautsymptome, Kopfschmerzen, Kopfdruck, Magen- und Bauchbeschwerden, Luftnot, Taubheits- und Kribbelgefühle. Auch ausschließlich seelische Symptome sind möglich: Veränderung der Denkfähigkeit, Leeregefühl im Kopf, Konzentrations-, Merk- und Entscheidungsschwäche, Ablenkbarkeit, Lernschwierigkeiten, Stimmungsschwankungen, Depressivität, Reizbarkeit, Anspannung, plötzliche Wein- oder Wutanfälle.

Kaufhäusern, (neueren) Autos und öffentlichen Verkehrsmitteln beschwerlich, ganz zu schweigen von Möbelhäusern und Baumärkten. Wenn Sie auf mindestens fünf unterschiedliche Stoffe reagieren, ist eine MCS-Erkrankung wahrscheinlich (Fragebogen zur Selbstdiagnose siehe Adressen Seite 125). MCS erhöht das Risiko für Depressionen, Ängste, viele chronische Krankheiten, Nervenstörungen, Multiple Sklerose, Krebs und andere schwere Krankheiten. Je mehr Symptome und Reaktionen auf Schleimhäuten, im Kopf oder in der Muskulatur auftreten, umso mehr sind die Entgiftungssysteme überlastet, und es kommt zu weiteren Störungen: Es entsteht – ähnlich wie auch bei den Nahrungsmittelallergien (siehe Seite 74) – ein Teufelskreis: Immer mehr wird zur Belastung, und die Entgiftungsfähigkeit nimmt immer weiter ab. Es ist also von zentraler Wichtigkeit für Ihre Gesundheit, Ihre Entgiftungsenzyme zu unterstützen und Neurotoxine regelmäßig zu entgiften (siehe Seite 121–123).

Wo lauern Neurotoxingefahren?

Nervengifte sind weiter verbreitet, als man denkt. Sie können über Amalgamfüllungen, Zahnarztwerkstoffe, Nahrungsmittel und Trinkwasser, die Atemluft, durch Tierbisse, Insektenstiche und Infektionen in den menschlichen Körper gelangen. Oft lauert auch am Arbeitsplatz Neurotoxingefahr, etwa durch neue Büromöbel, Teppichbodenkleber, Klimaanlage, Toner, Kopierer, Werkstoffe oder Zeckenbisse bei Arbeiten im Freien.

Quecksilber und andere Schwermetalle

Hochgiftig sind zum Beispiel Schwermetalle wie Blei, Cadmium und Quecksilber – auch schon in geringen Mengen. Quecksilber ist fettlöslich und wird vor allem in Gehirn, Nebennieren, Herz, Leber und Knochen gespeichert. Es ist besonders giftig in seinen organischen Verbindungen Methylquecksilber und Äthylquecksilber, die sich noch stärker als das Metall selbst im Körper anlagern und anreichern. Die Symptome einer Quecksilbervergiftung können sehr unterschiedlich sein, sodass immer nur durch den Erfolg einer Ausleitungsbehandlung die Schwermetallvergiftung als Ursache belegt werden kann. Herzrasen, Kopfschmerzen, Autoimmunstörungen, chronische Schulter-Arm-Schmerzen, chronische Nerven- und Muskelschmerzen, Zwangsstörungen und schwerste Erschöpfung sind jedoch sehr oft vorhanden.

Blei kann immer noch aus alten Trinkwasserleitungen, aber auch aus neueren Dichtungen von Wasserhähnen in den Körper gelangen und zu chronischen Vergiftungen führen (Nieren-, Blutbild- und Gehirnschäden). Cadmium kommt verstärkt in kosmetischen Produkten, aber auch in Fischen vor.

Zahnarztwerkstoffe – große Risiken!

Material für Zahnfüllungen (Amalgam), Kronen und Brücken enthalten neben Quecksilber weitere giftige Metalle, wie Palladium, Platin, Indium, Zinn. Auch Silber, Gold und Titan können giftig wirken, jedoch weniger häufig. Durch intensives Kauen, saures oder süßes Essen lösen sich von diesen Materialien fortlaufend geringe Mengen ab, gelangen über die Mundschleimhaut direkt in das Blut oder werden über den Magen-Darm-Trakt aufgenommen. Es kann auch eine individuelle Überempfindlichkeit auf einzelne oder mehrere Stoffe vorliegen, die durch physikalische Resonanzschwingungen oder Enzymmangel hervorgerufen werden kann. Deshalb kann es auch dann zu Reaktionen kommen, wenn – zum Beispiel durch eine Mundschleimhautbiopsie – nur wenig Belastung festgestellt wird.

Mundbatterie – Gefahr für Leib und Leben!

Besonders problematisch ist es, wenn verschiedene Metalle oder Legierungen im Mund vorliegen: Dann kommt es im Mund zwischen den unterschiedlichen Metallen zu fließenden elektrischen Strömen, die Felder bilden und eine sogenannte Elektrolyse auslösen. Das bedeutet, dass noch mehr Schwermetalle aus den Ma-

WICHTIG
Quecksilber und seine Verbindungen kommen außer in Amalgamfüllungen gehäuft in Fisch, Meeresfrüchten, Fischölkapseln und Pilzen vor. Wild wachsende Pilze reichern Quecksilber bis zu 500-mal stärker an als der sie umgebende Boden! Champignons aus Zuchtanbau sind diesbezüglich unbedenklicher, umso mehr, wenn sie auf biologische Weise gezogen wurden.

terialien herausgelöst werden, welche dann in Körper und Gehirn gelangen. Außerdem werden über die elektrischen Felder und durch die elektrischen Ströme Reflexpunkte, welche die Zähne mit den Organen verbinden, ständig gereizt. So können die Organe geschädigt werden. Die im Mund erzeugten elektromagnetischen Felder wirken zudem noch direkt auf das benachbarte Gehirn – insbesondere das emotionale Gehirn – und damit auf die Psyche. Diese Felder können sogar epileptische Anfälle auslösen oder Entzündungen oder elektrische Ladungsverschiebungen an metallischen Implantaten hervorrufen, etwa an Titanstiften. Das belastet den Zahn, das dazugehörige Organ und die Seele.

Lösungsmittel und Pestizide

Lösungs- oder Lösemittel sind Stoffe, die andere Stoffe lösen und verdünnen oder weich machen, also etwa Farben streichfähig machen. Außer in Farben, Lacken und Lasuren können Lösungsmittel auch in Klebstoffen, Möbeln, Teppichen, Autos, Kosmetika und in Plastik (Weichmacher) vorkommen. Pestizide, also Stoffe, die zum Pflanzenschutz und zur Schädlingsbekämpfung eingesetzt werden, gelangen hauptsächlich über die Nahrung und die Kleidung in den menschlichen Körper.

Formaldehyd ist das Wohnraumgift Nr. 1 und in Pressspanplatten und Kartonagen enthalten. Auch bei als formaldehydfrei deklarierten Materialien kann durch den Abbau der darin enthaltenen Stoffe Formaldehyd in der Raumluft entstehen. Stechender Geruch ist ein Warnsignal. Der in Deutschland geltende Grenzwert (Wohnraum 0,1 ppm) für Formaldehyd ist 12-mal so hoch wie der von der Weltgesundheitsorganisation empfohlene (0,008 ppm), und er wird meist noch überschritten.

TIPP

Kribbeln und metallischer Geschmack weisen auf das Vorliegen einer Mundbatterie hin. Auch wenn diese Anzeichen fehlen: Sorgen Sie dafür, dass Sie maximal ein Metall im Mund haben. Das Herausbohren von Füllungen unter Abschirmung (Kofferdammsystem) und Absaugung verringert dabei die akute Belastung. Alternativen sind Kunststofffüllungen, Vollkeramikkronen und Keramikimplantate.

KLEIDUNG UND KOSMETIK

Knitterfreie Baumwolle enthält bis zu zwei Prozent Formaldehyd. Schützen Sie sich, indem Sie Baumwolle mit geprüften Öko-Testaten kaufen. In etwa zwölf Prozent aller Kosmetika ist Formaldehyd enthalten und in jedem vierten Männerduschgel. Lesen Sie das Kleingedruckte! Und – wechseln Sie zu Bioherstellern!

SCHUTZ VOR LÖSUNGSMITTELN UND PESTIZIDEN

Verwenden Sie lösemittelfreie, wasserlösliche Produkte, wenn Sie Ihr Heim verschönern wollen. Richten Sie sich am besten mit Vollholz- oder Glas- und Metallmöbeln ein, und verschließen Sie Borlöcher und Kanten von Spanplattenmöbeln mit sogenannten Umleimern luftdicht. Kaufen Sie Nahrungsmittel aus ökologischer Landwirtschaft, denn jedes vierte Stück Gemüse oder Salat in deutschen Supermärkten überschritt bei Kontrollen 2005 und 2007 die zulässigen Grenzwerte. Waschen Sie Obst und Gemüse sehr gründlich mit warmem Wasser, manches Schädliche lässt sich so entfernen. Schälen Sie Obst, das nicht aus biologischem Anbau stammt. Geben Sie Ihren Säuglingen und Kleinkindern nur Biokost und auch nur Milch von Kühen, die ungespritztes Gras gefressen haben.

All diese Stoffe können besonders stark auf das Gehirn einwirken, wenn die Blut-Hirn-Schranke (siehe Seite 22) beschädigt ist oder wenn Entgiftungsenzyme im Körper fehlen. Sie können, auch wenn diese Risiken nicht vorliegen, die Gehirnentwicklung bei Kindern sehr nachteilig beeinflussen und zu Hyperkinetischem Syndrom und AD(H)S führen. Bei Erwachsenen können sie einen schnelleren Gehirnabbau verursachen und alle oben beschriebenen Störungsbilder der Neurotoxinwirkungen. Viele dieser Stoffe wirken auch selbst schädigend auf die Blut-Hirn-Schranke und können darüber hinaus zu erniedrigter Körpertemperatur, Schilddrüsenstörungen, Kopfschmerzen und Hormonstörungen führen.

Nahrungsmittelzusatzstoffe

Farbstoffe, Aromastoffe, künstliche Süßstoffe, Konservierungsstoffe – all diese künstlichen Nahrungsmittelzusatzstoffe mögen zwar einzeln in Testungen gesundheitlich unbedenklich sein, sie werden jedoch nie in Kombination oder im Zusammenhang mit anderen Belastungen für den Körper (Neurotoxine, Allergien, Stress, Krankheiten) geprüft, die ja alle die körpereigene Entgiftung und die Enzyme beanspruchen. Doch gerade dann entfalten diese Zusatzstoffe ihre fatale Wirkung auf den Körper (sie för-

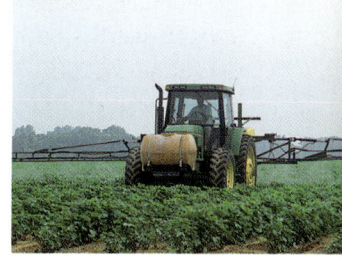

Bei konventionellem Anbau werden giftige Pflanzenschutz- und Schädlingsbekämpfungsmittel versprüht.

dern Nahrungsmittelallergien, Irritationen des instinktgesteuerten Appetitverhaltens, des Geschmacks und der Darmschleimhaut) und auf das Gehirn. Viele Allergien und auch AD(H)S bildeten sich zurück, nachdem diese künstlichen Nahrungsmittelzusätze weggelassen wurden, die oft als E-Nummern auf den Packungen deklariert werden (siehe Bücher Seite 124). Der Nachweis ist meist nur mit vegetativen Testmethoden möglich, denn die Betroffenen reagieren selten auf den künstlichen Beistoff alleine, sondern entwickeln eine Allergie gegen die natürlichen Nahrungsmittel (etwa Weizen, Ei, Milch).

Phosphate

Phosphate können erregend auf das Gehirn wirken, senken aber langfristig die Botenstoffe Dopamin und Noradrenalin (siehe Seite 42 und 44) und stören so die Konzentrationsfähigkeit. Schon viele als hyperkinetisch bezeichnete Kinder wurden deutlich ruhiger, konzentrierter und weniger aggressiv, wenn sie auf phosphathaltige Nahrungsmittel verzichteten (Softdrinks, Kekse, Feinbackwaren, Saucen, Suppen, Schinken, Wurstwaren).

Glutamat (E 620–E 625)

Glutamate sind Salze der Aminosäure Glutamin und werden als Geschmacksverstärker in verarbeiteten Lebensmitteln, Fertiggerichten, asiatischen Gerichten, Instant-Soßen und -Suppen, Knabbereien und anderen Nahrungsmitteln verwendet. Glutamat wirk erregend und als Nervengift, wenn es in das Gehirn gelangt, und sollte Säuglingen und Kleinkindern nicht gegeben werden. Es ist natürlicherweise reichlich in Fisch, Tomaten und Käse enthalten. Im Darm wird es in das beruhigende und die Konzentration und das Lernen fördernde Glutamin umgebaut, welches die GABA-Bildung (siehe Seite 45) unterstützt. Das funktioniert jedoch nur, sofern genügend Vitamin B_6 und Zink vorhanden sind. Die Aminosäure Glutamin ist im Körper sehr wichtig für die Entgiftung, für das Immunsystem, für Ernährung und Schutz der Darmzellen, und sie wirkt antiallergisch. Glutamin ist in Käse, Milch, Geflügel und Eiern reichlich enthalten.

WICHTIG
Typische Symptome bei zu viel Glutamat im Gehirn: Kribbeln oder Taubheitsgefühl im Nacken, in den Armen und am Rücken, Schwächegefühl, Herzklopfen, gerötetes Gesicht.

Bei intakter Blut-Hirn-Schranke gelangt Körper-Glutamat nicht in das Gehirn. Es ist also eigentlich unschädlich, wenn nicht Vitamin-B_6- oder Zinkmangel, eine Glutamatallergie oder eine Störung der Blut-Hirn-Schranke (siehe Seite 22) bestehen.

Impfungen

Auch Impfungen können schädigend auf Nerven und Gemüt wirken. Viele Impfstoffe enthalten Konservierungsstoffe, früher sogar oft die in vielen Fällen inzwischen nicht mehr zugelassenen Quecksilbersalze. Diese können jedoch auch heute noch in importierten Impfstoffen (zum Beispiel bei Impfstoffknappheit) enthalten sein. Des Weiteren enthalten die Impfstoffe tote oder abgeschwächte Bakterien oder Viren mit ihren Toxinen, die das Immunsystem und auch die Entgiftungssysteme des Körpers belasten. Diese Kombination von verschiedenen neurotoxisch wirkenden Substanzen in den Impfstoffen und oft gleich mehreren Erregern gleichzeitig ist letztlich nichts anderes als ein Mehrfrontenangriff auf das Immunsystem und die Entgiftungsenzyme mit allen möglichen schon beschriebenen Folgen auch für das seelische Befinden und vor allem auch für die Gehirnentwicklung.

Das schnell wachsende Gehirn von Säuglingen und Kleinkindern ist besonders anfällig für die negativen Folgen der Neurotoxine. Besonders kritisch sind Impfungen gegen Pocken, Gelbfieber, Polio, FSME, Masern, Windpocken und Hepatitis B, die auch bei vielen Erwachsenen zu jahrelangen seelischen Beschwerden und chronischer Schwäche führen können.

Doch nicht nur die Inhaltsstoffe können gefährlich werden. Bei Impfinjektionen am Po oder Oberarm werden oft gleichzeitig automatisch die dort verlaufenden Meridiane verletzt, und es können Fernwirkungen an ganz anderen Stellen im Körper auftreten. So klein Impfnarben auch sein mögen, es können dennoch Narbenstörungen (siehe Seite 61) auftreten, die durch Entstörung der Impfstelle behandelt werden können und sollten (siehe Bücher Seite 124). Auch klassische Homöopathie, Psychokinesiologie und Lasertherapie können weiterhelfen. Informieren Sie sich auch im Internet (siehe Adressen Seite 124).

IMPFSCHÄDEN

Die Dunkelziffer von Impfschäden ist sehr hoch, da viele Menschen bereits in einem Alter geimpft werden, in dem sie weder sprechen noch laufen können. Oft kommt es jedoch zu neurologischen oder psychischen Fehlentwicklungen, Entwicklungsverzögerungen, Lernstörungen und zu allergischen Symptomen. Diese können auch erst einige Wochen bis Monate nach der Impfung auftreten und werden dann damit nicht mehr in Zusammenhang gebracht.

Rätsel CFS und FMS

Chronique Fatigue Syndrome (CFS), zu Deutsch chronisches Müdigkeitssyndrom, und das Fibromyalgiesyndrom (FMS) weisen
zahlreiche Symptome auf, die sich überschneiden. Sie stellen die
Betroffenen wie auch die Behandler vor viele Rätsel: Eine nicht
zu erklärende Schwäche und Müdigkeit und/oder chronische
und schwere Schmerzen überall im Körper, viele individuelle
Symptome – ohne dass im Labor etwas gefunden werden kann,
und die Betroffenen sind – wie meist bei Umweltproblemen und
chronischen Krankheiten – zu 75 bis 80 Prozent Frauen. Beide
Syndrome werden oft fälschlicherweise als »psychosomatisch«
eingestuft. CFS und FMS beginnen sehr oft plötzlich nach einer
Belastung des Immunsystems durch einen Infekt, eine Bluttrans-
fusion, eine Impfung (oft Hepatitis B) oder durch eine Leberent-
zündung. Das weist auf Infektionen, Neurotoxine und Entgif-
tungsstörung der Leber als Mitursachen der Beschwerden hin. Sie
können auch schleichend beginnen, wenn durch chronische Infektionen, Umwelt- und Schwermetalleinflüsse sowie Allergien
die körpereigene Abwehr und Entgiftung erschöpft ist. Besonders
gefährdet sind Krankenschwestern, deren berufsbedingte Impfung gegen Hepatitis B, Infektionsgefährdung, Umgang mit Des-
infektionsmitteln und unregelmäßiger Tagesrhythmus den Streik
der Nerven und der Entgiftungsenzyme geradezu provoziert.
Beide Erkrankungen sind daher oft die Folgen von »Mehrfron-
tenkriegen« des Immun- und Nervensystems gegen Schwermetalle, Infektionen, Impfstoffe, oft auch gegen Mikronährstoffmangel
und Allergien. Entgiftungs- und Narbenstörungen können weitere Ursachen sein.

Gehen Sie den verschiedenen individuellen Ursachen auf den
Grund. Die einzelnen Kapitel dieses Buches können Ihnen dabei
helfen. Wie auch bei vielen anderen Beschwerden sind folgende
Maßnahmen sinnvoll und wichtig:

> Narben und Zahnherde entstören, damit die Meridianenergien
ungehindert fließen können

> Nerven mit wichtigen Vitalstoffen versorgen (siehe Kapitel
»Wenn Stoffe fehlen«)

> den Körper regelmäßig entgiften
> belastende Infektionen, HWS-Schleudertraumen und andere Krankheitsursachen möglichst nebenwirkungsarm behandeln
> Allergene meiden
> serotoninfördernde Maßnahmen (siehe Seite 40)
> ein leichtes, nicht überforderndes Bewegungsprogramm (3 x 20 oder 7 x 3 Minuten täglich; sprechen Sie dabei positive, Mut machende Aussagen)

Bei FMS haben sich zusätzlich Hyperthermiebehandlungen mit wassergefilterten Infrarotstrahlen und die Einnahme von antientzündlich und schmerzlindernd wirkenden Pflanzenpräparaten bewährt, wie Brennnesselwurzel, Weihrauch, Johanniskraut, Melisse, Mariendistel, Kurkuma.

BLUTBEFUNDE BEI CFS UND FMS

> CFS: Serotonin, Acetylcholin, Dopamin, ACTH und DHEA oft verringert, Prolaktinspiegel und Zytokinspiegel (Entzündungsmarker im Blut) meist erhöht, die Aminosäure für Entgiftung SAM (S-Adenosylmethionin) hingegen vermindert, Cortisolwerte oft verringert
> FMS: Serotoninspiegel, Östrogen und DHEA meist erniedrigt; erhöhte oder erniedrigte Cortisolwerte

Entgiften Sie – das tut Leib und Seele gut!

Eine wirkungsvolle Entgiftung hat drei Grundpfeiler, von welchen Sie den 1. und 2. Schritt auch selbstständig in Angriff nehmen können. Für den 3. Schritt benötigen Sie individuell auf Sie abgestimmte Hilfe von mit Ausleitung erfahrenen Fachtherapeuten (siehe Adressen Seite 125), denn um Ablagerungen im Gehirn zu erreichen, muss die Blut-Hirn-Schranke überwunden werden. Das setzt voraus, dass der Körper ansonsten weitgehend frei von Nervengiften ist, da diese sonst bei der Ausleitung in das Gehirn gelangen können. Während einer Entgiftungskur mobilisiert der Körper seine verborgenen Giftdepots. Das kann unangenehme Symptome einer akuten Vergiftung auslösen. Da sich Neurotoxine immer wieder von Neuem in unserem Körper anreichern, ist es sinnvoll, zweimal im Jahr eine Ausleitung zu machen.

Pfeiler 1: Giftaufnahme in den Körper stoppen!

Meiden Sie Alkohol, Nikotin, Umweltgifte, Nahrungsmittelzusätze, Fisch und andere Quellen für Neurotoxine. Lassen Sie Ihre

Amalgamfüllungen entfernen, reduzieren Sie – nach Rücksprache mit Ihrem Behandler – Ihre Medikamente, soweit möglich. Essen Sie ungespritzte Lebensmittel, und meiden Sie Nahrungsmittel, die Sie nicht vertragen. Lassen Sie sich nach Infektionen, toten Zähnen und anderen energetischen Störherden (Narben, Zähne) absuchen und neuraltherapeutisch behandeln.

Pfeiler 2: Entgiftungswege unterstützen!

Entgiftung von Neurotoxinen sollte von Fachtherapeuten individuell angepasst werden. Holen Sie sich daher Unterstützung von ganzheitlich arbeitenden Therapeuten. Folgende Tipps können Sie aber in jedem Fall befolgen:

TIPP

Die Entgiftung funktioniert besser in Intervallen. Machen Sie ab und zu ein paar Tage oder Wochen Pause, unterstützen Sie Ihren Körper dann – falls Sie sich schwach fühlen – mit Zink und anderen in Pfeiler 2 genannten Mikronährstoffen.

> Als Vorbereitung für eine Neurotoxinausleitung muss der Körper mit genügend Mineralien versorgt sein, damit die Entgiftung optimal laufen kann, denn durch die Ausleitung werden auch gesunde Mineralien mit ausgeschwemmt, was zu Mangelerscheinungen führen kann. Trinken Sie daher einige Tage vor Beginn der Kur täglich mehrfach leicht salzige Gemüsebrühe und nehmen Sie drei Tage vorher Vitamine des B-Komplexes, Zink und Selenhefe ein. Falls Sie Risiken für Eiweißmangel haben, sollten Sie auf jeden Fall täglich 4 g essenzielle Aminosäuren (Kombipräparate) zusätzlich einnehmen, denn die Entgiftungsenzyme können nur dann richtig arbeiten. Algen (siehe Pfeiler 3) enthalten viele essenzielle Aminosäuren und können daher auch vorbereitend schon sinnvoll eingesetzt werden.

> Trinken Sie mindestens 3 bis 3,5 l lebendiges Wasser täglich, am besten lauwarm. Sie können es mit Zitrone, Knoblauchöl oder Bärlauchwürze anreichern, das aktiviert die Entgiftungsenzyme. Trinken Sie auch häufig Karottensaft oder stark verdünnte Fruchtsäfte (1:5).

> Nehmen Sie viel frisches Gemüse und Salat (vor allem Karotten, Spinat, Zwiebeln) und Obst zu sich (besonders Äpfel und schwarze Beerenfrüchte, wie Heidelbeeren oder Brombeeren). Gut ist eine an tierischem Eiweiß reiche Kost – anders als beim Entschlacken –, ebenfalls jedoch nach dem Trennkostprinzip. Essen Sie zur besseren Gehirnernährung mindestens drei Eier

pro Woche sowie Öle, Nüsse und Ölsaaten und nutzen Sie zum Würzen reichlich die Entgiftungshelfer Knoblauch, Bärlauch, Kurkuma, Ingwer und ein bis zwei Teelöffel Honig täglich.

> Unterstützen Sie Ihren Körper in Entgiftungsphasen täglich mit den Vitaminen des B-Komplexes – je mindestens 30 mg, B_{12} 30 µg, Folsäure (400 µg bis 5 mg), Vitamin C (3 x 1000 mg), Vitamin D (500 i. E.), Vitamin E (200–800 i. E. für maximal fünf Wochen), Coenzym Q10 3 x 10 mg.

> Nehmen Sie regelmäßig zusätzlich Aminosäuren, die für die Bildung des körpereigenen Entgiftungsstoffes Glutathion wichtig sind: Cystein, Glutaminsäure, Glycin (Kombinationen sind erhältlich). Unterstützen Sie Ihre Leber (siehe Seite 99).

> Reinigen Sie den Darm und fördern Sie die Galleausscheidung, indem Sie für ein bis zwei Monate zweimal pro Woche Durchfall, etwa mit Sauerkrautsaft, Buttermilch, mineralischen oder pflanzlichen Abführmitteln (Magnesium- oder Natriumsulfat), erzeugen, das entzieht dem Körper in der Ausleitungsphase viele Schwermetalle, die an die Gallensäure gebunden vorliegen und sonst vom Körper wieder aufgenommen würden (siehe auch Darmkur auf Seite 73).

Pfeiler 3: Gifte ausleiten – fachtherapeutische Behandlung

> Ausleitung mit Chlorella-Algen, Bärlauch, schwefelhaltigen Stoffen wie MSM und Koriandertropfen
> Ausleitung mit Sporopollenin oder Chlorella Groth Faktor als Alternative bei Problemen mit Algen und Jod
> Behandlung mit den chemisch hergestellten Komplexbildnern DMPS oder DMSA, die sehr intensiv wirken, jedoch zusätzlich mit Koriandertropfen kombiniert werden müssen, damit sie auch das Gehirn erreichen
> EDTA-Chelat-Therapie (Infusionen)
> Galvanische Fuß- oder Handbäder, wodurch Schwermetallionen über die Haut ausgeleitet werden
> Kombination physikalischer und biologischer Verfahren

ALGEN

Eine Ausleitung sollte nur mit rückstandskontrollierten Algen ausgeführt werden, am besten mit an Inhaltsstoffen relativ leeren Algen wie Chlorella. Bei Schilddrüsenüberfunktion, -operation und Morbus Hashimoto dürfen nur wenig Algen eingenommen werden, da das Jod aus den Algen nicht verwertet werden kann.

Bücher und Adressen, die weiterhelfen

Aus dem GRÄFE UND UNZER VERLAG

Koneberg, Ludwig/Förder, Gabriele: Kinesiologie für Kinder

Unger-Göbel, Ulla: GU Kompass Vitamine

Prof. Dr. Elmadfa, Ibrahim/ Prof. Dr. Muskat, Erich/Dipl. oec. Fritzsche, Doris: GU Kompass E-Nummern – Lebensmittel-Zusatzstoffe

Dipl.-Psych. Johnen, Wilhelm: Muskelentspannung nach Jacobson

Thust, Thomas M./Dr. med. Schlett, Siegfried: Entgiften & Entschlacken

Dr. med. Kraske, Eva M.: Säure-Basen-Balance für Körper und Seele

Weitere Bücher

Dr. med. Reitz, Sonja: Rund um die Homöopathie; Dies: Heilung in Sekunden durch Narbenentstörung – Wie Narben krank machen; Dies: Heilung Zulassen – Gesundheit für Körper und Seele durch Neurobiologischen Stressabbau

(Alle drei Bücher beim ngw-Verlag und auch erhältlich über www.natuerlich-gesundwerden-shop.de)

Dr. med. Heintze, Thomas: Basisbuch Trennkost; Medizinverlage Stuttgart

Dr. med. Keding, Christa: Der große Kinesiologie-Ratgeber; Oesch

Dr. med. Keding, Christa: Gesund durch analytische Kinesiologie; Oesch

Dr. med. Walker, Norman W.: Frische Frucht- und Gemüsesäfte; Natura Viva und Goldmann

Dr. Kataria, Madan: Lachen ohne Grund; Via Nova Verlag

Masaru, Emoto: Die Botschaft des Wassers; Koha Verlag

Schiff, Michael: Das Gedächtnis des Wassers; Zweitausendeins

Dr. med. Mutter, Joachim: Amalgam – Risiko für die Menschheit; Natura Viva

Dr. med. Mutter, Joachim: Amalgam – Neue Fakten und Ergänzungen zum Buch; Natura Viva

Hay, Louise L.: Gesundheit für Körper & Seele; Allegria

Adressen

Bürgerinitiative für eine gesündere, ungefährlichere und humanere Medizin: Natürlich Gesund Werden Für Alle e.V.

Geschäftsstelle:
Von-Suppé-Str. 37 a
22145 Hamburg
Tel.: 0176 5733 8004
Fax: 040 / 28574998
www.natuerlichgesund-werdenfueralle.org

Jährlich sterben circa 60 000 Menschen in Deutschland oftmals unnötig an den Nebenwirkungen von Medikamenten oder Therapiemaßnahmen (die Zahl der chronisch geschädigten Patienten liegt noch weit höher), weil ganzheitliche Methoden in der Medizin noch immer zu wenig gelehrt und angewandt werden. Zehntausende dieser Todesfälle könnten vermieden werden, wenn effektive ganzheitliche Methoden gleichberechtigt neben der klassischen Schulmedizin im Medizinstudium gelehrt und in der Praxis angewendet würden. Die gemeinnützige

Bürgerinitiative »Natürlich Gesund Werden Für Alle e.V.« forscht und publiziert zu ganzheitlichen Methoden und setzt sich für deren Integration in die Lehrpläne der Universitäten ein. Auf der Internetseite können Sie Ihre eigenen guten oder auch schlechten Erfahrungen mit ganzheitlichen Methoden über die Redaktion veröffentlichen und finden dort weiterführende Informationen und Tipps zu ganzheitlichen Gesundheitsthemen sowie Hinweise auf aktuelle Vorträge und Seminare. Im Chatroom können Sie sich mit anderen an ganzheitlicher Medizin interessierten Menschen vernetzen und auch Selbsthilfegruppen finden oder gründen.
Kontakt:
info@natuerlichgesundwerdenfueralle.org oder Fax: 040 / 2857 4998

Ganzheitsmedizinischer Gesundheitsservice
Natürlich Gesund Werden
www.natuerlichgesundwerden.de

Über diesen Gesundheitsservice unter Leitung der Autorin erhalten Sie Bücher und Schriften der Autorin, Artikel zum Downloaden sowie Informationen rund um die ganzheitliche Gesunderhaltung. Außerdem finden Sie dort Produkte, die der Gesundheit dienen und die den Qualitätsanforderungen von »Natürlich Gesund Werden« entsprechen. Unter anderem:

> Lemniskaten-Flaschen
> Platten zur Wasseraktivierung
> Qi-Maschinen
> Nahrungsergänzungsmittel ohne Zusatzstoffe, Aminosäuren
> Mittel für Entschlackung, Fasten und Entgiftungskuren

Des Weiteren finden Sie dort einen Fragebogen zur Selbstdiagnose MCS und Seminare für Laien zu folgenden Themen:

> natürliche Gesunderhaltung für Männer und Frauen
> neurobiologischer Stressabbau nach Dr. Reitz®

> ganzheitliche Krebsberatung
Und Sie finden Adressen von:
> Body-Mind-Soul-Kinesiologen
> Neurobiologischen Stressabbau (NBSA®)-Therapeuten
> Verbänden für Elektroakupunktur nach Voll (EAV) und andere vegetative Testmethoden
> ganzheitsmedizinischen Methodenberatern
> Therapeuten für ganzheitsmedizinische Traumatherapie
> Ärzten für Narbenentstörung nach Dr. Reitz
> verschiedenen Selbsthilfegruppen
> Ernährungsberatern bei Allergien und speziellen Störungen
> Therapeuten, die nach dem Body-Mind-Soul-Clearing-Verfahren nach Dr. Reitz® behandeln

Kontakt: Telefon 040/ 69648163, Fax 040/66851317 oder info@natuerlichgesundwerden.de

Ganzheitsmedizinisch spezialisierte Labors:

BIOVIS Institut für naturheil-
kundliche Diagnostik und
Prävention
Justus-Staudt-Str. 2
65555 Limburg
www.biovis.de
Telefon 06431/21248-0,
Fax 06431/21248-66
Diagnostik zu Stoffwechsel,
Allergien, Umweltbelastung,
Entgiftungsenzymen, indivi-
dueller Prävention sowie Vi-
taminanalysen und differen-
zierte Stuhluntersuchungen
(alle Kassen, europaweite
Einsendungen)
Labor Dr. Schnakenberg
Ostpassage 7
30853 Langenhagen
www.ipgd.org, es@ipgd.org
Telefon 0511/2030448, Fax
0511/2030447 (alle Kassen)
Institut für Mikroökologie
Auf den Lüppen 8
35745 Herborn
www.mikrooek.de

EAV Ärzte und Zahnärzte:

www.eav.org, imgfeav@
t-online.de

Umweltmed. Ärzte:

Interdisziplinäre Gesellschaft
für Umweltmedizin e.V.

www.igumed.de,
igumed@gmx.de,
Telefon 0421/4984251,
Fax 0421/4984252

Ganzheitsmedizinische Zahnärzte:

Internationale Gesellschaft
für ganzheitliche Zahnmedizin
e.V.
www.gzm.org, gzm@gzm.org
Telefon 0621/4824300,
Fax: 0621/473949
Schweizerische Gesellschaft
für ganzheitliche Zahnmedizin
www.sgzm.ch

Lachyoga:

www.lachyoga4u.de
www.laughteryoga.org
www.lachyoga.de

Chronique Fatigue Syndrome (CFS):

Fatigatio e.V. Bundesverband
Chronisches Erschöpfungs-
syndrom
www.fatigatio.de
Telefon 030/3101889-0,
Fax 030/3101889-20

Fibromyalgiesyndrom (FMS):

service@fibromyalgie-fhp.de
www.natuerlichgesundwerden
.de

Impfungen:

www.Impfschaden.de
www.aegis-deutschland.de.
www.impfschutzverband.de

Multiple Chemikalien-sensitivität (MCS):

www.dgmcs.de

Amalgamselbsthilfe-gruppen:

http://www.de.zz-l.de/
patienten/metalle-im-mund/
amalgam/amalgam-selbst-
hilfedeutschland-selbsthilfe-
gruppen.html
Verein Amalgamgeschädigter
Neuwiesenstr. 5/3.Stock
8400 Winterthur
www.amalgam-info.ch

Borreliose:

www.zecken-borreliose.de
http://www.borreliose-
sachsen.de
bzk-online.de (Bundesver-
band der Zeckenerkrankten)

Kosmetika:

www.safecosmetics.org
(Liste von weitgehend
giftfreien Kosmetika)
Tryptophan und andere
Inhaltsstoffe von Nahrungs-
mitteln: www.bleibfit.at

Sachregister

A

Acetylcholin 43 f.
Allergieauslöser 75
Alter 68
Amalgam 18, 114, 115
Antibabypille 55
Augentropfen 55
Auslassdiät 77
Ausleitung 123

B

Basenpulver 87
Bauchspeicheldrüse 73
Beta-Blocker 55
Bewegungsmangel 52 f., 93
Blut-Hirn-Schranke 22, 106
Blutuntersuchungen 69, 75, 95
Botenstoffe 34 ff., 97

C

Chronisches Müdigkeitssyndrom (CFS) 98, 99, 120 f.
Cortison 56

D

Darm 72 f., 75, 76, 82, 90, 93, 123
Dopamin 42 f.
Durchblutung 44, 52, 86

E

Eiweißabbaukost 89
Endorphine 45
Endovalium 45
Enkephaline 45
Entgiftung 65, 98, 101, 118, 121 f.
Entsäuerung 86 ff., 94, 98
Entschlackung 94

F

Fasten 77, 95
Fibromyalgiesyndrom (FMS) 99, 120 f.
Formaldehyd 116

G

GABA (Gamma-Amino-Buttersäure) 45
Galle 73, 100, 123
Ganzheitsmedizin 18
Gehirn 20 ff., 80 f., 81, 86, 97, 105, 110 f., 114
Glutamat 118 f.
Grundsystem, nach Pischinger 28 f.

H

Halswirbelsäule 105 ff.
Haut 89
Herz 101 f., 114
Histamin 74, 75 f.
Hormone 35, 97, 102, 117
Hüllzellen 26, 111

I

Immunsystem 52, 76, 83, 97, 102, 108 f., 111, 118
Impfungen 99, 119
Infektionen 65, 98, 99, 100, 108 f.
Insulin 85, 94

K

Keimdrüsen 103

L

Leber 65, 73, 84, 93, 98 f., 114
Leberkur 99 f.
Leptin 85, 93, 94
Lichtmangel 49 f.
Lösungsmittel 116 f.
Lungen 90

M

Magensäuremangel 71
Mangelernährung 66
Medikamente 54 f.
Meridiane 31 f., 62, 97
Mikronährstoffe 64 ff., 82, 87, 94, 102, 105
Mikronährstoffmangel 58, 64 ff., 78 f.
Multiples Chemikalien Syndrom (MCS) 98, 113 f.
Mundbatterie 115

N

Nährstoffcocktail 103
Nährstoffmangel siehe Mikronährstoffmangel
Nahrungsmittel
 -allergien 74 f.
 -unverträglichkeiten 74 f.
 -zusatzstoffe 117 f.

Narben 61 f.
Narbenentstörung 61, 63, 119
Narkose 19, 59
Nebenwirkungen, von Medikamenten 55 f.
Nerven 20 ff., 80 f., 105, 110 f.
Nervengifte 110 f.
Nervenmembranen 26
Nervensystem 97
– vegetatives 23, 83
– zentrales 21
Nervus vagus 24
Neuraltherapie 62, 77
Neurotoxine 110 f.
Neurotransmittcr 35
Nieren 90
Noradrenalin 44 f.

O
Operationen 59 f.
Organe 97 f.

P
Parasympathikus 23 f.
Pestizide 116 f.
Phosphate 118
Posttraumatische Belastungsstörung (PTBS) 60 f.
prämenstruelles Syndrom 105
Psychopharmaka 22, 56 f.
Psychosomatik 13

Q
Quecksilber 114 f.

S
Schilddrüse 65, 66, 71, 102 ff., 117
Schlafmangel 51 f.
Schleudertrauma 106
Schmerzen 62, 68, 97
Schwangerschaft 68
Schwermetalle 114 f.
Selen 70
Serotonin 37 ff.
Singen 91, 94
Stillzeit 68
Suppendiät 89
Sympathikus 23 f.

T
Thyroxin 66, 102
Tryptophan 39, 40, 41, 87, 93

U
Übergewicht 91 ff., 100
Überkreuzbewegungen 53 f.
Übersäuerung 31, 44, 52, 83 f., 93

V
Vegetarier 67
Verschlackung 85 ff., 93, 94
Vitamin B_{12} 71
Vollspektrumlicht 49, 50

W
Wachstum 67
Wasser 86
– lebendiges 30
Wechseljahre 104, 105
Winterdepression 50

Z
Zellen 26 f., 111
Zellzwischenraum 27 f., 83, 94, 111
Zink 65, 76

Wichtiger Hinweis

Die Möglichkeit einer Selbstbehandlung von Beschwerden ist beschränkt. Eine starre Grenze für eine Selbstbehandlung kann nicht angegeben werden, da diese insbesondere von der jeweiligen Situation, aber auch von individuellen Fähigkeiten abhängt. Im Zweifel und bei Erkrankungen sollten Sie immer kompetenten ärztlichen Rat einholen, den dieser Ratgeber nicht ersetzen kann. Die in diesem Buch zusammengestellten Informationen beruhen auf fachärztlicher und ganzheitsmedizinischer Erfahrung der Autorin. Sie sind sorgfältig erarbeitet und geprüft worden und stellen die Meinung der Autorin dar. Es kann jedoch keine Garantie für deren Richtigkeit übernommen werden, denn das medizinische Wissen ist in ständigem Wandel, auch im Bereich der Ganzheitsmedizin. Insbesondere ist darauf hinzuweisen, dass die in diesem Buch gegebenen Informationen und die von der Autorin vertretenen Meinungen teilweise von den in Universitäten vermittelten Lehrmeinungen, der schulmedizinischen Ausbildung und den ärztlichen Therapieleitlinien abweichen, jedoch von vielen naturheilkundlich-ganzheitlichen Ärzten ebenfalls beobachtet wurden. Weder Autorin noch Verlag könnten für eventuelle Nachteile oder Schäden, die aus der Anwendung der in diesem Buch beschriebenen Methoden und praktischen Hinweise erwachsen sollten, eine Haftung übernehmen.

Programmleitung:
Ulrich Ehrlenspiel
Redaktion: Ilona Daiker
Lektorat: Ulrike Pichler
Bildredaktion: Henrike Schechter
Layout: independent Medien-Design, Claudia Hautkappe
Herstellung: Petra Roth
Satz: Uhl + Massopust, Aalen
Lithos: Repro Ludwig, Zell am See
Umschlaggestaltung:
X-Design, München
Umschlagmotiv: Mauritius Images
Gesamtherstellung:
Typos, tiskařské závody, s.r.o., Plzeň

Printed in the EU
978-3-8289-4213-4

2013 2012 2011
Die letzte Jahreszahl gibt die aktuelle Lizenzausgabe an.

Einkaufen im Internet:
www.weltbild.de

BASISPROGRAMM

■ Gönnen Sie sich genügend Licht!

Licht ist eine wichtige Antriebsquelle für Körper und Seele.

> Bewegen Sie sich viel an der frischen Luft und unter freiem
  Himmel. Um gesund zu bleiben, benötigen wir das volle
  Spektrum des Sonnenlichts über mindestens drei Stunden
  täglich.
> Wer sich viel in geschlossenen Räumen aufhalten muss,
  sollte diese mit Vollspektrumlampen oder Vollspektrumröhren ausstatten.

■ Bewegen Sie sich regelmäßig und mit Freude!

Schon ein tägliches Bewegungsprogramm von 30 Minuten
aktiviert Glück erzeugende Botenstoffe sowie die Energiegewinnung und fördert die seelische Verdauung.

> Insbesondere sind Bewegungen geeignet, bei denen beide
  Körperseiten regelmäßig und rhythmisch aktiviert werden
  (Nordic Walking, Tanz, Pilates, Laufen, Gehen, Schwimmen,
  Aikido), während Sie dabei entspannen. Bei körperlichen
  Einschränkungen: mehrmals am Tag fünf Minuten.
> Mit rhythmischen Überkreuzbewegungen können Sie Stress
  besonders effektiv abbauen: Denken Sie an ein belastendes
  Ereignis und gehen Sie zwei bis fünf Minuten lang auf der
  Stelle. Berühren Sie dabei abwechselnd mit der rechten Hand
  das linke Knie und mit der linken Hand das rechte Knie.
  Lassen Sie den Blick frei umherschweifen oder von einer

Zimmerecke zur nächsten wandern, abwechselnd sechsmal im und sechsmal gegen den Uhrzeigersinn. Summen oder singen Sie dabei.

■ Nutzen Sie die Kraft der Atmung!

Ein ruhiger Atemrhythmus ist wichtig für Ihre Entspannung, steigert die Konzentration und belebt den Körper.

› Atmen Sie täglich etwa vier Minuten besonders tief ein und aus und machen Sie jeweils längere Pausen zwischen Ein- und Ausatmen sowie Aus- und Einatmen. Das erhöht die Sauerstoffaufnahme, klärt den Geist und die Empfindungen.

■ Achten Sie auf genügend Schlaf!

Ein gesunder Tag-Nacht-Rhythmus ist unentbehrlich für die seelische und körperliche Regeneration. Bei Ein- und/oder Durchschlafstörungen helfen folgende Tipps:

› Ein leicht gesüßter Melissen- oder Roibuschtee vor dem Zu-bettgehen in Verbindung mit einer Wärmflasche im Nacken oder auf dem Bauch fördert das Einschlafen.
› Dunkeln Sie Ihr Schlafzimmer weitgehend ab.
› Verzichten Sie auf Kaffee, grünen und schwarzen Tee und andere koffeinhaltige Getränke und Speisen.
› Fördern Sie die Produktion des Schlafhormons Melatonin

durch tryptophanreiche Nahrungsmittel: Käse mit etwas Marmelade, schwarze Schokolade oder Getreidepfannkuchen.

› Meiden Sie Schlafmittel, diese können Abhängigkeit und weitere unerwünschte Nebenwirkungen nach sich ziehen.

■ Pflegen Sie Ihre Seele!

Licht, Bewegung, Atmung und Schlaf sind wichtig für Körper und Seele, doch Sie können noch mehr tun:

› Zehn Minuten absolute Ruhe täglich sollte Ihnen Ihre Seele wert sein. Meditieren, tagträumen oder beten Sie dabei, das führt Sie zu Ihren inneren Quellen.
› Stellen Sie sich zweimal pro Woche für etwa fünf bis zehn Minuten positive Situationen vor, an die Sie sich gern erinnern. Machen Sie dabei Überkreuzbewegungen, das verankert die positive Stimmung im Körper.
› Sprechen Sie – ebenfalls kombiniert mit Überkreuzbewegungen – Sätze mit positiven Inhalten laut aus, zum Beispiel: »Ich lasse zu, dass ich jeden Tag gesünder werde und mich wohler fühle«, »Ich lasse zu, dass ich meinen Aufgaben gewachsen bin« oder »Ich freue mich über ...«
› Lachen Sie so oft und so viel wie möglich, etwa im Lachyoga. Das vertieft die Atmung, löst Verkrampfungen und aktiviert Glücksbotenstoffe.
› Musizieren, singen und tanzen Sie, das aktiviert ebenfalls Atmung und Botenstoffe sowie die Meridiane, und es fördert die Verarbeitung von belastenden Ereignissen.

> Komplexe Bewegungsmuster des Körpers oder der Finger, etwa bei Tai Ji Quan, Qigong, Yoga, Ausdruckstanz oder beim Spielen eines Musikinstruments, fördern Intelligenz und gute Stimmung.
> Gehen Sie regelmäßig einem geliebten Hobby nach, am besten zusammen mit anderen, denn geteilte Freude ist doppelte Freude.
> Sprechen Sie mit Ihnen nahe stehenden Personen oder in Selbsthilfegruppen über Ihre Krankheiten und Probleme, denn geteiltes Leid ist halbes Leid.

■ Beugen Sie Vitamin- und Mineralmangel vor!

Mikronährstoffmangel ist sehr häufig die Ursache von seelischen Beschwerden.

> Essen Sie möglichst frische Nahrungsmittel, Vitamin B_6 und Folsäure werden durch Lagerung bis zu 90 Prozent abgebaut.
> Nehmen Sie am besten ein Multivitaminpräparat mit einem hohen Anteil an B-Vitaminen und ein Multimineralpräparat um zwei Stunden versetzt ein, denn manche Spurenelemente wie Kupfer, Eisen oder Natriumselenit vertragen sich nicht mit Vitamin C.
> Achten Sie darauf, dass Mikronährstoffpräparate keine zusätzlichen Beimengungen aufweisen, wie Farb-, Süß-, Aroma- und Konservierungsstoffe. Diese erhöhen das Risiko, Allergien auf andere Stoffe zu entwickeln.
> Wenn Sie erhöhten Belastungen ausgesetzt sind, benötigen

Sie zusätzlich eine extra gute Gehirnkost. Besonders wichtig sind dabei pflanzliche Öle mit einem hohen Vitamin-E-Gehalt (Weizenkeimöl) sowie die das Gehirn schützenden Omega-3- und Omega-6-Fettsäuren, wie sie in Raps- oder Leinöl vermehrt vorkommen, und Lecithin. Meiden Sie Fischöle, sie könnten Schwermetallverbindungen enthalten.

> Sonderfall Übergewicht: Nehmen Sie während einer längeren Abnehmphase neben hoch dosierten Mikronährstoffen immer auch Tryptophan und andere essenzielle Aminosäuren zu sich, das beugt dem Jo-Jo-Effekt vor.

■ Entsäuern und entschlacken Sie regelmäßig!

Zu viele Säuren und Schlacken machen sowohl den Körper als auch die Seele krank.

> Eiweißabbaudiät: Entschlacken Sie Ihren Körper durch eine Eiweißabbaudiät über vier bis acht Wochen, indem Sie in dieser Zeit auf Milchprodukte, Fleisch, Fisch, Eier, Wurstwaren weitestgehend verzichten.
Ersetzen Sie dabei Mahlzeiten häufiger durch pflanzliche Suppen. Falls Sie doch einmal Fleisch essen (am besten nur zwei- bis dreimal pro Woche und dann nur Hühner- oder Putenfleisch), kombinieren Sie es mit Gemüse oder Salat, nicht mit Kohlenhydraten (Trennkostprinzip).

> Sport: Bewegen Sie sich häufig und regelmäßig, das fördert die Verbrennung und beseitigt die Schlacken.

> Flüssigkeit: Trinken Sie vor den Mahlzeiten immer einen knappen halben Liter lauwarmes Wasser. Die gesamte Tages-

trinkmenge sollte etwa 3 l betragen! Trinken Sie am besten gesunde, basisch wirkende Getränke wie lebendiges Wasser (täglich mindestens 1,5 l) und stark mit Wasser verdünnte (1:4) Pflanzen- oder Obstsäfte.

› Säurebildner: Meiden Sie Alkohol, Zigaretten, Kaffee, Schwarz- und Grüntee, Süßigkeiten sowie gesüßte, gefärbte und aromatisierte Getränke. Reduzieren Sie Eis, Kuchen und Torten, rotes Fleisch, Wurst, Fisch, Gebratenes, Milch und Milchprodukte, Weißmehlprodukte und Erdnüsse.

› Basenbildende Kost: Essen Sie vermehrt sonnengereifte Früchte, Gemuse, Rohkostsalate, Nüsse, Mandeln, gekeimte Sprossen, kalt gepresste Pflanzenöle, Vollkornprodukte, Hirse, Kartoffeln, Zwiebeln und Knoblauch.

› Atmung: Machen Sie zweimal täglich 15 Minuten Atemübungen oder singen Sie lauthals – möglichst an der frischen Luft und in Kombination mit Bewegung. Über die verstärkte Ausatmung wird der Köper entsäuert.

› Unterstützen Sie die Entgiftungsfunktion Ihrer Leber zum Beispiel durch eine Leberkur zweimal im Jahr, das trägt ganz erheblich zur Entsäuerung bei.

■ Leberkur

Das wichtigste Organ für Säureabbau und Entgiftung, Nerven-
aufbau und damit für die Stimmung ist die Leber. Folgendes
Basisprogramm können Sie als Kur über mehrere Wochen oder
aber auch – zum Beispiel bei bestehenden Lebererkrankungen
– regelmäßig im Alltag anwenden:

> Legen Sie sich täglich mit einer Wärmepackung auf dem
  Oberbauch (rechts) für etwa 15–30 Minuten hin.
> Verzichten Sie möglichst auf Medikamente, Süßigkeiten und
  Alkohol und bewegen Sie sich regelmäßig.
> Nehmen Sie täglich vom Vitamin-B-Komplex je 25 mg und
  25 µg Vitamin B_{12}, Folsäure 5 mg, natürliches Vitamin C
  3 x 200 mg, Magnesium 400 mg, Zink (als -orotat oder -histi-
  din) 5–20 mg und Selen 50 µg (an Hefe gebundenes Selenmethionin).
> Nutzen Sie im Alltag die Mega-Entgifter Zwiebel, Apfel und
  Knoblauch möglichst einmal täglich roh oder gekocht, und
  essen Sie viel frisches Obst und Gemüse, vor allem reife
  Tomaten.
> Verstärken Sie den Entschlackungs-, Entsäuerungs- und Ent-
  giftungseffekt durch gelegentliches Drei-Tage-Fasten, das Sie
  mit Einläufen, Sauna und Bewegung unterstützen.
> Regen Sie zwei- bis dreimal pro Woche die Galleausschei-
  dung an (siehe Stoffwechselorgane).

■ Darmkur

Ihr Darm liefert wichtige Nährstoffe und Vorstufen der Stimmungsbotenstoffe im Gehirn und schützt Sie vor negativen Nahrungseinflüssen. Gönnen Sie sich daher zweimal jährlich eine kleine Darmkur über vier Wochen:

> Trinken Sie vor jeder Mahlzeit, mindestens jedoch einmal täglich circa 300 ml lauwarmes Wasser mit etwas Knoblauch- oder Bärlauchwürze und einigen Tropfen Zitronensaft.
> Machen Sie zweimal in der Woche einen Einlauf mit lauwarmem Wasser.
> Essen Sie dreimal pro Woche 2–3 Esslöffel geschroteten Leinsamen mit sehr viel Flüssigkeit.
> Essen Sie abwechselnd zweimal pro Woche 200 g rohes Sauerkraut (biologisch) – mit Dosenananasstücken entsteht daraus ein sehr schmackhafter Salat – und 600 g Apfelmus, mild- oder ungesüßt (biologisch).

■ Unterstützen Sie Ihre Stoffwechselorgane!

Bei einer Darmkur sowie beim Entschlacken und Entgiften sollten Sie Ihre Stoffwechselorgane unterstützen:

> die Leber mit Löwenzahn, Brennnessel, Mariendistel oder deren Inhaltsstoff Sylimarin 70–140 mg zweimal täglich,
> die Bauspeicheldrüse, indem Sie gelegentlich drei Tage fasten und wenig tierisches Fett und Zucker essen,

> die Galle durch ungesüßtes Apfelmus (2 x pro Woche
  300–600 g), reichlich Bitterstoffe und Senföle (Rucola,
  Chicorée, Rettich, Radieschen, Senf, Grapefruit), Artischocke
  als Dragees oder Pflanzenpresssaft, Kurkuma zweimal einen
  halben Teelöffel täglich; nehmen Sie zum Frühstück einen
  Esslöffel Raps- oder Leinöl mit Zitronensaft, Salz und einer
  Prise Cayennepfeffer zu sich.

▓ Vermeiden Sie Nervengifte!

> Meiden Sie Fisch und Meeresfrüchte sowie Fischöle wegen
  des oft hohen Schwermetallgehalts.
> Lassen Sie am Morgen 2–3 l Wasser aus dem Hahn
  ablaufen, es könnte nachts Blei aus Leitungen oder
  Dichtungen aufgenommen haben.
> Essen Sie vorwiegend biologisch angebautes Obst und
  Gemüse, es ist weniger mit Pestiziden belastet; schälen
  Sie konventionell angebautes Obst und meiden Sie
  Lebensmittel mit künstlichen Zusätzen.
> Meiden Sie Pressspanmöbel oder verschließen Sie deren
  offene Kanten mit Umleimern; verwenden Sie natürliche,
  nicht verklebte Bodenbeläge.
> Kochen Sie Schnuller und Babyflaschen mit Natron aus,
  um Weichmacher im Plastik zu reduzieren.
> Meiden Sie Alkohol und Nikotin.

■ **Lassen Sie Ihre Narben entstören!**

Narben (auch kleine Narben von Tierbissen, Impf-, Piercing- und alte Eiter- und Abszessnarben) verändern die elektrischen Eigenschaften des sie umgebenden Gewebes. Sie stören so den Informationsfluss der Meridiane durch den Körper. Chronische Schmerzen, Energiemangel und seelische Probleme sind häufige Folgen. Die Therapie durch Fachtherapeuten geschieht am effektivsten durch das Unterspritzen der Narbe mit einem örtlichen Betäubungsmittel oder – bei Kindern – durch Laserbehandlung. Größere Leichtigkeit, sofortiger Rückgang der Schmerzen, bessere Durchblutung, Wärmegefühl und ein Mehr an Energie sind die meist sofort auftretenden Wirkungen.

■ **Lassen Sie Aufnahmestörungen abklären!**

Durch Nahrungsmittelallergien, chronische Fehlbesiedlungen oder Entzündungen im Darm, Medikamenteneinnahme (auch Antibabypille), Magenschleimhautentzündungen oder Autoimmunerkrankungen kann es zu Aufnahmestörungen für Mikronährstoffe und Aminosäuren kommen! In solchen Fällen sollten Mikronährstoffe gespritzt oder in sehr hohen Dosierungen eingenommen werden. Auch in diesen Fällen sollten Sie fachtherapeutische Hilfe in Anspruch nehmen.

■ **Lassen Sie Nervengifte ausleiten!**

Neurotoxinbelastungen sind häufige Ursachen seelischer Störungen und chronischer Krankheiten! Sie können am einfachsten mit kinesiologischen oder biophysikalischen Testmethoden nachgewiesen werden. Bei Neurotoxinbelastung müssen die Gifte von einem erfahrenen Fachtherapeuten ausgeleitet werden, denn Menschen reagieren individuell sehr unterschiedlich, und nicht jede Methode ist für jeden geeignet. Da auch bei noch so gesunder Lebensweise immer wieder Neurotoxine in den Körper gelangen, sollten Sie zweimal im Jahr entgiften. Lassen Sie auch Amalgamfüllungen fachgerecht, das heißt unter Abschirmung mit Kofferdammsystem und Absaugen entfernen, und achten Sie darauf, dass Sie maximal ein Metall im Mund haben.

■ Wichtige Info

Hinweise auf schadstoffarme Nahrungsergänzungsmittel, auf Hilfsmittel für die seelische Gesunderhaltung und zur Entgiftung sowie weitere wichtige Informationen finden Sie beim ganzheitsmedizinischen Gesundheitsservice: www.natuerlichgesundwerden.de
Informationen zu ganzheitlichen Gesundheitsthemen sowie Kontakte zu oder die Möglichkeit zur Gründung von Selbsthilfegruppen finden Sie bei dem gemeinnützigen Verein »Natürlich Gesund Werden für Alle e.V.«. Der Verein setzt sich für mehr ganzheitliche Ärzteausbildung sowie für ganzheitsmedizinische Forschung und Patienteninteressen ein:

www.natuerlichgesundwerdenfueralle.org

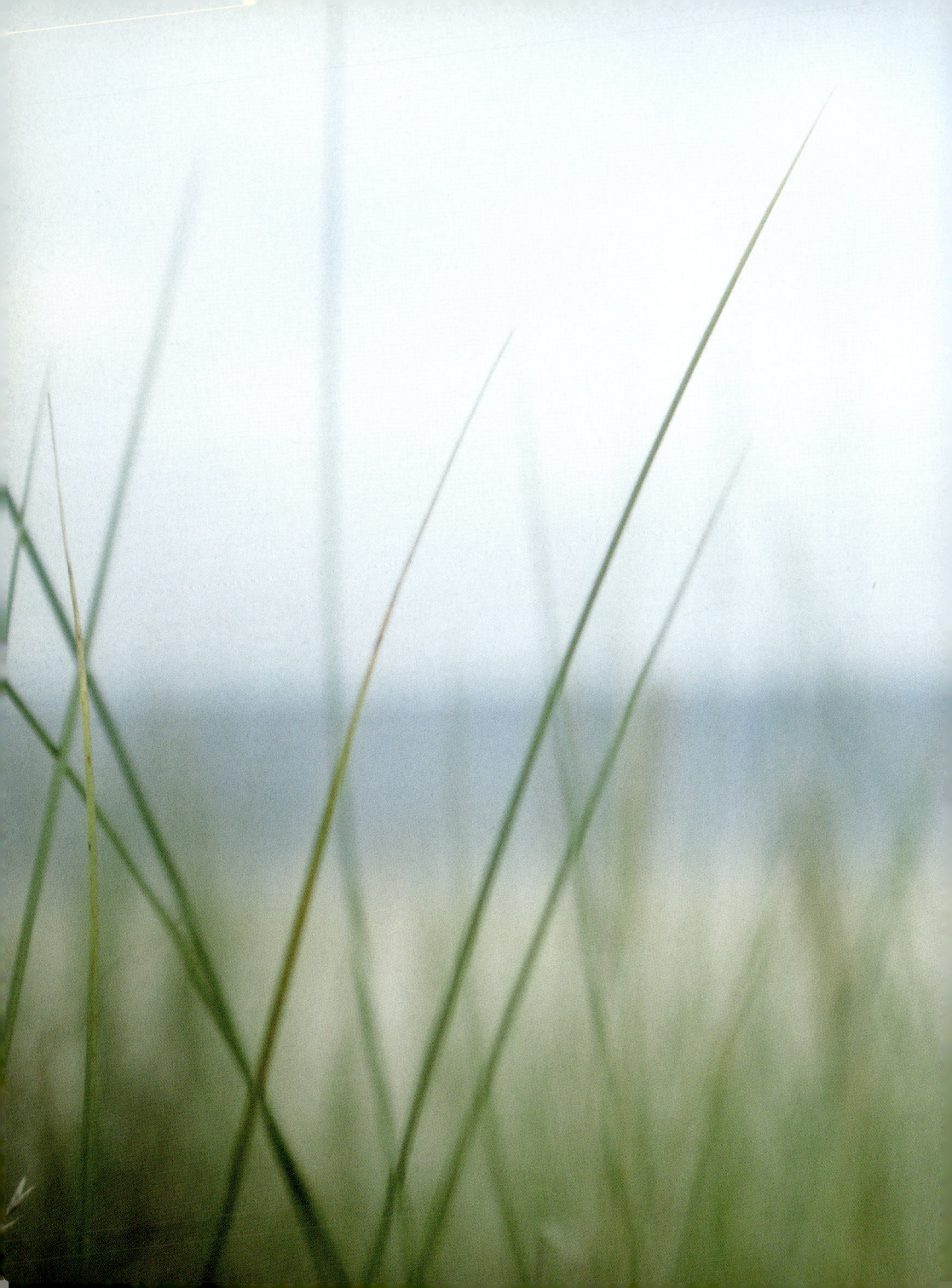

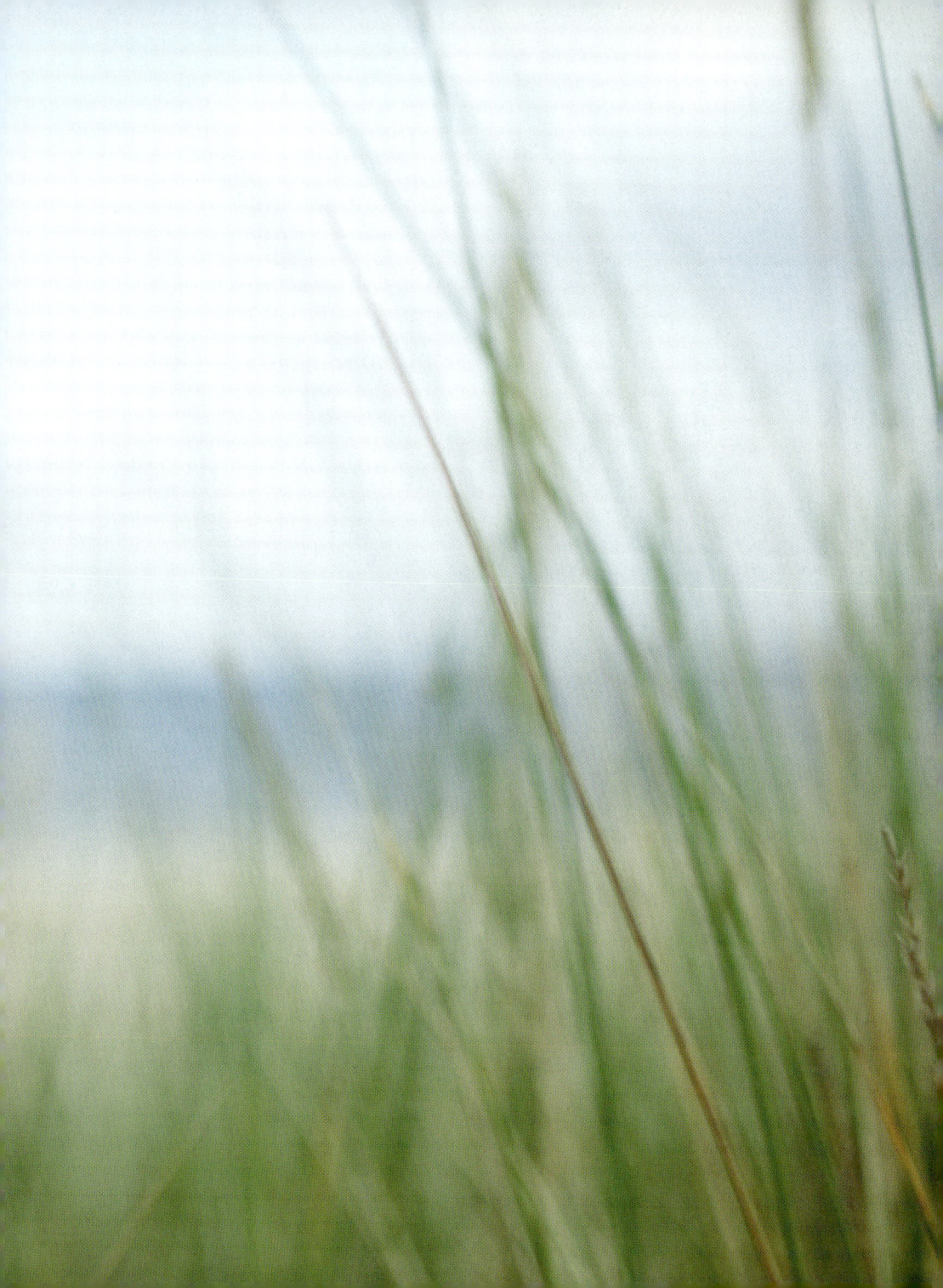